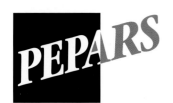

【ペパーズ】
編集企画にあたって…

　私が形成外科の研修を始めた30年余り前には現在のように日本語で記載された優良な教科書や手術書はほとんどありませんでしたのでMcGregorやConverseなどの海外の教科書や国内外の学術雑誌を主に利用して勉強しておりました．局所皮弁(local flap)は教科書の形成外科基本手技の中で紹介されており，回転皮弁(rotation flap)，横転／転移皮弁(transposition flap)，Z-plastyなどが理論とともに臨床における使用方法について記載されておりました．

　また，雑誌PRSや日本形成外科学会会誌などの学術雑誌にも皮弁の長さと幅の比を延長するための工夫や薬剤による影響などを動物実験で実証したもの，筋膜皮弁などの新しい概念が比較的よく報告されていました．当時，これらは実証的・経験的に既存の方法，新しい方法を臨床に有効に応用しようとする努力だと感じていました．しかし今思うと，確固たる理論の裏づけを模索して皮弁を発展させ，さらに新たな皮弁の開発までを見据えていたものだったと思われます．

　実際にこの30余年の間にangiosomeや穿通枝など新規の理論や知見が展開され，私達が教科書で学んだ古典的な局所皮弁の範疇を大きく超える様々な種類の皮弁を安全で確実に皮膚欠損に隣接する局所で挙上し移動することが可能になってきました．今回，古典的局所皮弁に加えて局所で挙上可能な新概念に基づく皮弁までを広い意味での局所皮弁ととらえ，本領域に造詣の深い先生方にお願いしてご解説頂くことに致しました．一般的な皮弁についての知識の整理，古典的皮弁の応用法に加えて，近年広く用いられるようになった穿通枝皮弁を中心とする新しい皮弁の理論的な解説とともに具体的な臨床例を部位別に提示して頂き活用法をご紹介頂きました．

　本書の中で何人かの著者が述べられているように，再建手段に関して多くの引き出しを持つことが再建を行う上での大きな力となり，それらを創意工夫により有効に応用することが形成外科医としての再建力に反映されることになると考えます．各項目ともにかなり解りやすくご解説頂いてはおりますが，誌面の都合上どうしても詳細が理解できにくいところもあるかと思われます．この点については各著者に適切な参考文献を選択して頂いておりますので，詳細な手術手技の理解にご活用頂きたいと思います．本書が皆様方の再建手段の引き出しを増やし，局所皮弁による再建力向上の手掛かりになることができれば幸いです．

2018年9月

中岡啓喜

KEY WORDS INDEX

和文

―あ行―
エステティックサブユニット　42
エステティックユニット　50
横転皮弁　10

―か行―
外陰部再建　77
回転皮弁　10,59
外鼻再建　50
眼瞼　33
眼輪筋皮弁　33
局所皮弁　1,10,33,42,50,59,68
血管支配帯　1
口唇　42

―さ行―
再建　25,42
耳介再建　50
四肢再建　68
脂肪筋膜弁　68
手術　17
整容的再建　68
Z形成術　17
遷延　1
前進皮弁　59
穿通枝皮弁　25,68,77

―た行―
体幹　59
大殿筋穿通枝皮弁　77
W形成術　17
置換皮弁　59
転移皮弁　10

殿溝皮弁　77
殿部再建　77

―な行―
軟骨皮膚弁　50
乳房弁　59

―は行―
瘢痕拘縮　17
皮下茎皮弁　33
皮膚穿通枝血管　59
皮弁　1,17
分類　1

―ら行―
有茎　25

欧文

―A・B―
adipofascial flap　68
advancement flap　59
aesthetic reconstruction　68
aesthetic subunit　42
aesthetic unit　50
angiosome　1
auricular reconstruction　50
breast flap　59
buttock reconstruction　77

―C・D―
chondrocutaneous flap　50
classification　1
cutaneous perforator vessel　59
delay　1

dry lip　42

―E〜G―
eyelid　33
flap　1,17
gluteal artery perforator-based flap　77
gluteal fold flap　77

―L・N―
limb reconstruction　68
lip　42
local flap(s)　1,10,33,50,59,68
local skin flap　42
nasal reconstruction　50

―O・P―
orbicularis oculi musculocutaneous flap　33
pedicled　25
perforator flap　25,68,77

―R・S―
reconstruction　25,42
rotation flap　10,59
scar contructure　17
subcutaneous pedicle flap　33
surgery　17

―T〜Z―
Transposition flap　10,59
trunk　59
vulvar reconstruction　77
W-plasty　17
Z-plasty　17

WRITERS FILE

ライターズファイル（五十音順）

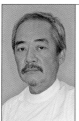

青　雅一
（あお　まさかず）

1981年	自治医科大学卒業 岡山県職員として僻地医療に従事
1990年	岡山済生会総合病院形成外科
2007年	国立病院機構岩国医療センター，診療部長
2014年	同，副院長

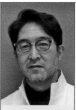

黒川　正人
（くろかわ　まさと）

1984年	大阪医科大学卒業 京都大学形成外科入局
1985年	小倉記念病院形成外科
1987年	倉敷中央病院形成外科
1988年	浜松労災病院形成外科，医長
1992年	京都大学医学部形成外科教室，助手，病棟医長
1992年	Taiwan, Chang Gung Memorial Hospital 留学
1994年	長浜赤十字病院形成外科，部長
2008年	宝塚市立病院形成外科，部長
2014年	熊本赤十字病院形成外科，部長

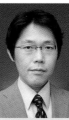

野村　正
（のむら　ただし）

1997年	和歌山県立医科大学卒業 神戸大学形成外科入局，研修医
1999年	東京大学形成外科，医員
2000年	神戸大学形成外科，医員
2004年	国立病院機構姫路医療センター形成外科，医長
2007年	神戸大学大学院医学研究科形成外科学修了
2012年	同大学形成外科，特命講師

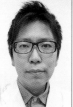

安倍　吉郎
（あべ　よしろう）

2000年	徳島大学卒業
2000年	同大学医学部附属病院形成外科
2002年	財団法人竹田綜合病院整形外科
2004年	名古屋掖済会病院整形外科
2005年	徳島大学医学部附属病院形成外科
2007年	同大学病院形成外科，診療助教
2008年	山口大学皮膚科，助教
2010年	徳島大学病院形成外科，診療助教
2014年	同大学形成外科，助教
2015年	同大学形成外科，講師
2016年	同大学形成外科，准教授

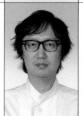

髙木　信介
（たかぎ　しんすけ）

2002年	昭和大学卒業 同大学形成外科学入局 毛山病院形成外科
2003年	都立荏原病院整形外科
2004年	昭和大学病院形成外科
2005年	藤枝市立総合病院形成外科
2006年	埼玉県立小児医療センター形成外科
2007年	昭和大学横浜市北部病院形成外科 昭和大学大学院修了・医学博士取得
2008年	今松綜合病院形成外科
2010年	同，部長

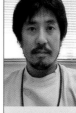

森　秀樹
（もり　ひでき）

1994年	愛媛大学医学部卒業 同皮膚科形成外科診療班
1997年	済生会今治病院形成外科
1999年	愛媛大学医学部皮膚科形成外科診療班
2004年	松山市民病院形成外科
2007年	愛媛大学医学部附属病院形成外科，助教

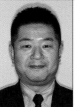

漆舘　聡志
（うるしだて　さとし）

1995年	弘前大学卒業
1995年	同大学医学部附属病院形成外科，医員
1997年	八戸市立市民病院外科
1999年	弘前大学医学部附属病院形成外科，医員
1999年	同，助手
2007年	同，助教
2010年	同，講師
2012年	弘前大学形成外科，教授

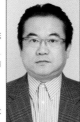

中岡　啓喜
（なかおか　ひろき）

1983年	愛媛大学卒業
1989年	同大学医学部附属病院，助手
1999年	同大学医学部，講師
2002年	同大学医学部附属病院，講師
2010年	同，准教授

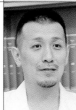

四ッ柳高敏
（よつやなぎ　たかとし）

1988年	弘前大学卒業
1992年	同大学大学院修了 同大学形成外科，助手
1993年	同，講師
1999年	同，助教授
2005年	札幌医科大学形成外科，教授

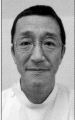

木村　中
（きむら　ちゅう）

1984年	北海道大学卒業 同大学形成外科入局
1985年	旭川厚生病院形成外科
1987年	形成外科メモリアル病院
1988年	北海道大学形成外科
1990年	函館中央病院形成外科

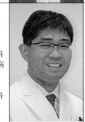

永松　将吾
（ながまつ　しょうご）

1996年	愛媛大学卒業 同皮膚科形成外科診療班
2002年	宮本形成外科
2003年	愛媛大学皮膚科形成外科診療班
2008年	静岡がんセンター形成外科
2010年	国立がん研究センター東病院形成外科
2013年	県立広島病院形成外科
2016年	広島大学病院形成外科，助教

CONTENTS

STEP UP！Local flap
編集／愛媛大学医学部附属病院准教授　中岡啓喜

局所皮弁の概念……………………………………………………………………黒川正人　**1**
　　「いわゆる局所皮弁」の概念とともに，その血行動態を理解する．特に angiosome 理論をもとに，皮弁挙上による血行動態の変化を理解し，皮弁移植に役立てる．

Transposition flap, rotation flap の理論と臨床応用………………………森　秀樹ほか　**10**
　　局所皮弁はデザインが最も重要であり，皮弁移動の中心となる pivot point の位置設定について正しく理解しておくことが重要である．

Z・W-plasty の理論と臨床応用…………………………………………………木村　中　**17**
　　Z 形成術，W 形成術は瘢痕形成術・瘢痕拘縮形成術において基本であり重要な手技である．
　　形成外科医としてまずはじめに習得すべき手技と言っても過言ではない．

有茎穿通枝皮弁―その理論と応用―…………………………………………青　雅一　**25**
　　穿通枝皮弁の歴史，考え方，挙上法について述べ，臨床例を示した．筋肉・筋間中隔以外の組織を通過する穿通枝を栄養血管とする皮弁についても紹介した．

眼周囲で有用な局所皮弁―皮下茎皮弁による再建方法―…………………野村　正ほか　**33**
　　眼瞼の再建では皮膚の color や texture の観点から局所皮弁の果たす役割が大きい．このうち皮下茎皮弁は簡便かつ有用であり，その概要ならびに手術のポイントについて解説する．

口唇の局所皮弁―赤唇 dry lip を含む欠損をどう再建するか―………………四ッ柳高敏ほか　**42**
　　1）小範囲の欠損の場合，基本はエステティックサブユニットを考慮するが，犠牲の大きさも考慮し，症例によってはユニットにこだわらずに，最小限の瘢痕となるよう再建することを検討する．
　　2）大きめの欠損ではユニットを考慮して欠損を分割し，複数の皮弁の組み合わせで再建することも有用である．
　　3）Dog ear を皮弁として利用することで，無駄なく最小限の瘢痕となるよう心掛ける．
　　4）赤唇 dry lip の再建には注意を払う必要があり，残存する dry lip を上手に皮弁として利用し，wet lip の露出や，赤唇白唇境界線の不整を予防することが重要である．

◆編集顧問／栗原邦弘　中島龍夫
　　　　　　百束比古　光嶋　勲
◆編集主幹／上田晃一　大慈弥裕之

【ペパーズ】
PEPARS No.142/2018.10◆目次

外鼻・耳介周囲で有用な局所皮弁 …………………………………………漆舘聡志ほか　**50**
　　　外鼻および耳介再建では整容面と形態の維持が重要である．局所皮弁を選択する
　　　際には，欠損部の部位や大きさ，ならびに局所皮弁の特性を考慮することが重要
　　　である．

体幹部で有用な局所皮弁 ……………………………………………………永松将吾ほか　**60**
　　　体幹部の比較的浅い欠損の再建に際して有用と思われる皮膚・皮下脂肪組織まで
　　　の局所皮弁，また特殊な例として乳房弁を用いた再建例につき具体例を挙げて紹
　　　介した．

整容面に配慮した上肢・下肢で有用な local flap ……………………………髙木信介　**68**
　　　上肢・下肢の欠損において選択される local flap は，整容的に配慮されていること
　　　が望まれる．皮弁の適応，選択について部位ごとに詳述した．

外陰部・殿部で有用な局所皮弁 ……………………………………………安倍吉郎ほか　**77**
　　　外陰部・殿部の再建には各種穿通枝皮弁を用いることで，機能的な犠牲を最小限
　　　にすることが可能である．

　　　　ライターズファイル ………………………………前付 3
　　　　Key words index …………………………………前付 2
　　　　ピン・ボード ………………………………………85
　　　　PEPARS　バックナンバー一覧 …………………89
　　　　PEPARS　次号予告 ………………………………90

「PEPARS®」とは Perspective Essential Plastic Aesthetic Reconstructive Surgery の頭文字より構成される造語．

きず・きずあとを扱うすべての外科系医師に送る！

ケロイド・肥厚性瘢痕 診断・治療指針 2018

編集／瘢痕・ケロイド治療研究会

2018年7月発行　B5判　オールカラー　102頁　定価（本体価格3,800円＋税）

難渋するケロイド・肥厚性瘢痕治療の道しるべ
瘢痕・ケロイド治療研究会の総力を挙げてまとめました！

目　次

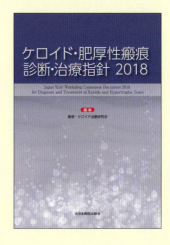

Ⅰ　診断アルゴリズム
1. ケロイド・肥厚性瘢痕の診断アルゴリズム
2. ケロイド・肥厚性瘢痕と外観が類似している良性腫瘍の鑑別診断
3. ケロイド・肥厚性瘢痕と外観が類似している悪性腫瘍の鑑別診断
4. ケロイド・肥厚性瘢痕の臨床診断
5. ケロイド・肥厚性瘢痕の病理診断
6. ケロイド・肥厚性瘢痕の画像診断

JSW Scar Scale(JSS)2015

Ⅱ　治療アルゴリズム
1. 一般施設での加療
2. 専門施設での加療

Ⅲ　治療法各論
1. 副腎皮質ホルモン剤(テープ)
2. 副腎皮質ホルモン剤(注射)
3. その他外用剤
4. 内服薬(トラニラスト，柴苓湯)
5. 安静・固定療法(テープ，ジェルシート)
6. 圧迫療法(包帯，サポーター，ガーメントなど)
7. 手術(単純縫合)
8. 手術(くり抜き法，部分切除術)
9. 手術(Z形成術)
10. 手術(植皮，皮弁)
11. 術後放射線治療
12. 放射線単独治療
13. レーザー治療
14. メイクアップ治療
15. 精神的ケア
16. その他
　　凍結療法／5-FU療法／ボツリヌス毒素療法／脂肪注入療法

Ⅳ　部位別治療指針
1. 耳介軟骨部
2. 耳介耳垂部
3. 下顎部
4. 前胸部(正中切開)
5. 前胸部(その他)
6. 上腕部
7. 肩甲部
8. 関節部(手・肘・膝・足)
9. 腹部(正中切開)
10. 腹部(その他)
11. 恥骨上部
12. その他

(株)全日本病院出版会

〒113-0033　東京都文京区本郷3-16-4
TEL：03-5689-5989　FAX：03-5689-8030
http://www.zenniti.com

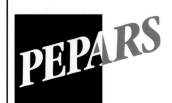

◆特集／STEP UP！Local flap
局所皮弁の概念

黒川　正人*

Key Words：局所皮弁（local flap），皮弁（flap），分類（classification），血管支配帯（angiosome），遷延（delay）

Abstract 皮弁（flap）とは血行を有する弁状の組織を指し，狭義には皮下脂肪を含む皮膚弁を指す．現在では様々な新しい皮弁が報告され，従来の皮弁とは異なる新しい概念の皮弁も開発されているために「いわゆる局所皮弁」の概念も変遷している．一般的には局所皮弁とは組織欠損部に隣接する皮弁，または近傍に位置する皮弁を指す．皮弁は遊離植皮とは異なり血行を有する組織の移動であるが，その血行動態は正常皮膚の血行動態とは異なる．Angiosome 理論では，解剖学的に 1 本の血管が支配する領域のみならず，隣接する領域まで血行が広がり，より広い範囲が皮弁生着領域となる．また，皮弁遷延法を用いることで，皮弁内の血行動態が変化して，皮弁生着領域をさらに拡大することが可能となる．

皮弁の定義

皮弁（flap）とは血行を有する弁状の組織を指す[1]．狭義には皮下脂肪を含む皮膚弁（skin flap または cutaneous flap）を指すことが多いが，以下に述べるように多様な組織を含む flap が存在する．皮弁に関しては，皮弁採取部の位置による分類，血行動態による分類，血管茎による分類，構成組織による分類，移動方法による分類など，様々な分類がある．従来の局所皮弁とは，この分類のうち皮弁位置による分類で，皮膚欠損部に隣接して作成された皮弁を指す．しかし，現在では様々な新しい皮弁が報告され，新しい概念の皮弁も開発されているために「いわゆる局所皮弁」の概念も変遷している．ここでは，改めて皮弁の分類と様々な皮弁に関する名称について説明するとともに，皮弁の血行動態および生着範囲についても述べる．

皮弁の分類

1．皮弁採取部位置による分類

A．局所皮弁（local flap）

もともとの意味は組織欠損部に隣接して作成される皮弁を指す．しかし，一般的には次の区域皮弁も広義の「局所皮弁」として認識されているようである．

B．区域皮弁（regional flap）

組織欠損部と隣接しないが，同一区域内に作成される皮弁である．指の神経血管柄付き島状皮弁や広背筋皮弁などが代表的なものとされている．しかし，同一区域という概念が不明瞭であるために，局所皮弁と明確に区別することが困難なことが多い．

C．遠隔皮弁（distant flap）

組織欠損部と一区画以上離れた部位に作成された皮弁で，一期的に皮弁を組織欠損部に移植する直達皮弁（direct flap）と，組織欠損部と皮弁採取部の間の他部位に一旦皮弁を移植し，一定期間経過して血流が確保された後に組織欠損部に移植させる介達皮弁（indirect flap）がある．直達皮弁と

---

* Masato KUROKAWA，〒861-8520　熊本市東区長嶺南 2 丁目 1 番 1 号　熊本赤十字病院形成外科，部長

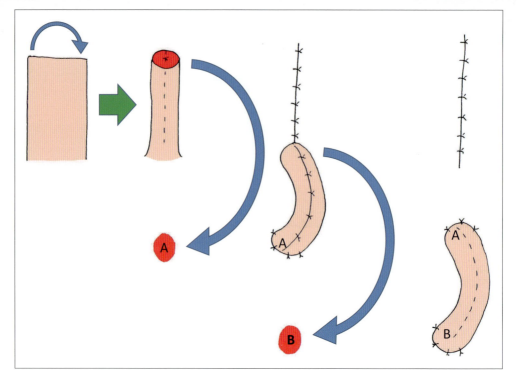

図 1. 介達皮弁の 1 方法：waltzing tubed flap
筒状にした皮弁を尺取虫の移動のように数回移動して目的の欠損部まで移動する方法

しては上肢へ移植する腹部皮弁や足交叉皮弁が代表的なものである．介達皮弁ではチューブ状にした皮弁を数回移動させて，最終的に組織欠損部に皮弁を移動する方法などが代表的なものである（図 1）．しかし，遊離皮弁が開発されて介達皮弁の適応はかなり減少した．いずれにしても，遠隔皮弁では二期的に皮弁の切離が必要となる．

2．血行動態による分類

A．軸走型皮弁(axial pattern flap)

1973 年に McGregor ら[2]によって皮下に比較的血管径が太く，皮膚に平行に長く走行する血管が発見された．このような血管を皮弁の長軸方向に含む皮弁は，含まないものと比較すると生着域が広がり，この血行動態を持つ皮弁を軸走型皮弁と定義した．

B．乱走型皮弁(random pattern flap)

一方，軸走型皮弁と対比して，このような血管を含まない random な血行で挙上しているものは乱走型皮弁と定義された．

3．含有血管および構成組織による分類(図 2)

A．皮膚弁(skin flap, cutaneous flap)

皮膚および皮下組織を主体とする flap で，一般に皮弁とはこれを指す．

B．脂肪弁，脂肪筋膜弁(adipofascial flap)

皮下脂肪のみからなる flap が脂肪弁である．柔軟である程度の厚みを持つ．しかし，脂肪組織はもろく，血行も不安定なために，浅筋膜や深筋膜とともに挙上されることもあり，脂肪筋膜皮弁(adipofascial flap)と称される．骨・腱や神経・血管露出の被覆や，筋・腱の滑走面再建として用いられることが多い．

C．穿通枝皮弁(perforator flap)

Koshima ら[3]によって初めて報告された皮弁で，筋膜または筋肉を含まない，皮膚と皮下脂肪からなり，1 本または数本の皮膚穿通枝によって栄養される皮膚弁(skin flap)と定義される．栄養血管である穿通枝は，①筋肉皮膚穿通枝，②筋間中隔穿通枝，③直接皮膚穿通枝の 3 種類に大別される．ただし，穿通枝皮弁という名称でもわかるように，皮弁の栄養血管による定義であるために，

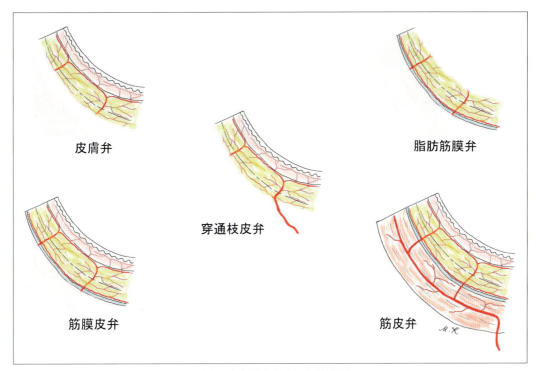

図 2. 皮弁構成成分による分類

皮弁自体の構成組織を定義しているわけではなく, 穿通枝脂肪弁もある. 穿通枝皮弁の詳細に関しては他項目で述べられるので譲る.

D. 筋膜皮弁 (fasciocutaneous flap)

皮膚弁の下床の筋膜を含む flap である[4]. 筋膜皮膚穿通枝または筋間中隔穿通枝から筋膜上の豊富な血管網を介して皮膚が栄養される. 筋間中隔穿通枝から主要動脈を含む皮弁の代表的なものとして, 前腕皮弁や腓骨皮弁 (peroneal flap) がある.

E. 筋皮弁 (musculocutaneous flap), 筋弁 (muscle flap)

筋肉を茎として, 筋肉内の血管から皮膚への穿通枝の血行を介して皮膚を移動する flap である. したがって, 筋肉・筋膜・皮下脂肪・皮膚を含む. 筋肉上の小さい皮弁を移動する場合には, 明確な穿通枝を含まなくとも皮弁の挙上が可能である. 皮膚や皮下脂肪を含まず, 筋肉のみを flap としたものが筋弁である.

F. 骨付き皮弁 (osteocutaneous flap), 骨弁 (bone flap)

骨の血流を保ち skin flap とともに挙上したものを骨付き皮弁という. 骨のみを flap として挙上したものが骨弁である. 骨の栄養血管としては, 直接骨孔から骨髄内に侵入する血管を含むものと, 骨膜を介して間接的に栄養されるものがある.

4. 移動方法による分類

A. 有茎皮弁 (pedicled flap)

皮下組織や栄養血管などの血管茎を有したまま移動する皮弁である. したがって, 局所皮弁はほぼすべてが有茎皮弁である.

B. 遊離皮弁 (free flap)

組織欠損部から離れた部位に皮弁を作成し, その栄養血管を一旦切離して皮弁を遊離した後に, 移植床の血管と皮弁の栄養血管を吻合して血流を再開させる皮弁[5]である. 筋皮弁なども遊離皮弁として移動させることが可能である[6]. マイクロサージャリーの技術が必要である.

5. 局所皮弁の移動法による分類 (図 3)

A. 前進皮弁 (進展皮弁) (advancement flap)

皮弁の伸展性を利用して, 欠損部に直接皮弁を移動させる方法である. V-Y 前進皮弁のように, 欠損部に皮弁を前進移動される場合もある. この

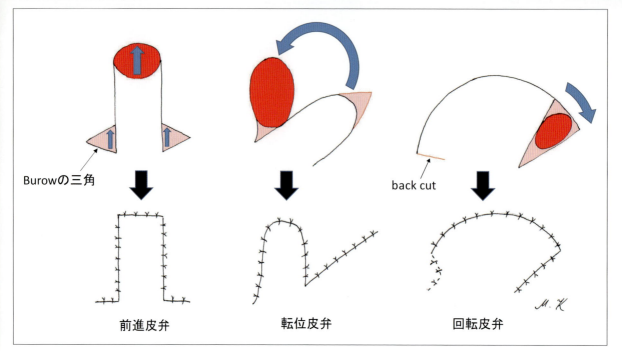

図 3. 局所皮弁の移動による分類
前進皮弁では移動を容易にする目的で，Burow の三角を切除することもある．
回転皮弁では移動を容易にする目的で，back cut を入れることがある．Back cut によって
生じた欠損部は縫縮するか，転移皮弁を移動させて閉鎖する．図では縫縮を示している．

場合に，皮弁基部に Burow の三角と呼ばれる三角形の皮膚を切除すると皮弁の前進移動はより容易となる．双茎皮弁を平行移動する移動法もこれに含まれる．

B．転移皮弁(横転皮弁)(transposition flap)

欠損部から離れた部位から皮弁を横転させたり，間に正常皮膚を挟んで移動させる方法である．典型的なものがZ形成術による皮弁の入れ替えである．後述するプロペラ皮弁による移動もこの移動方法に含まれる．

C．回転皮弁(rotation flap)

欠損部に隣接する皮弁を回転させて移動する方法である．移動を容易にするために皮弁基部において Burow の三角を切除する場合や，back cut を入れる場合がある．Back cut とは皮弁基部に移動方向と直角に加える切開である．この切開を加えることで，皮弁の移動は容易となるが，皮弁基部が細くなり血流障害をきたすこともあるので注意が必要である．

6．その他の形態による名称

A．島状皮弁(island flap)，皮下茎皮弁(subcutaneous pedicle flap)(図4)

皮弁全周の皮膚を切開して，皮下脂肪，血管，筋膜，筋肉を茎として移動する有茎皮弁を島状皮弁と呼び，その皮膚部分を皮島と称する．島状皮弁のうち皮下脂肪を茎とするものが皮下茎皮弁である．

B．双茎皮弁(bipedicle flap)(図5)

一般に skin flap は弁状のものを指し，四辺形の皮弁であれば3辺は切開されている．しかし，接しない2辺のみを切開して皮膚茎が双方に存在する皮弁を双茎皮弁と称する．一般的に平行移動を行い，組織欠損部を被覆する．

C．双葉皮弁(bilobed flap)，三葉皮弁(trilobed flap)(図6)

弁状の皮膚が2個組み合わさって，1個の茎で結合している skin flap を双葉皮弁と称する．一般的に双葉皮弁は転移皮弁として用いられることが多く，欠損部を隣接する皮弁で被覆し，その皮弁採取部の欠損をもう1個の皮弁で被覆する．皮弁が3個組み合わさっているものが三葉皮弁である．

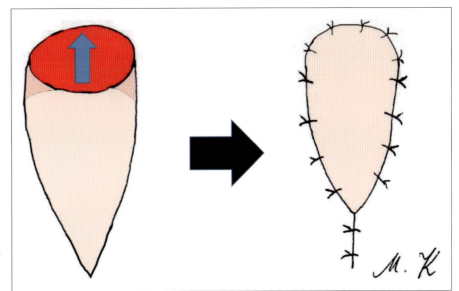

図 4.
島状皮弁
皮弁周囲を全切開して移動する．この図では V-Y 前進移動を示している．

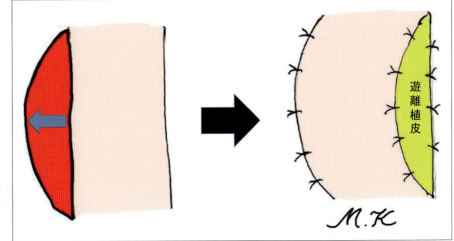

図 5.
双茎皮弁
皮弁は平行移動し，移動してできた欠損部には遊離植皮を行っている．

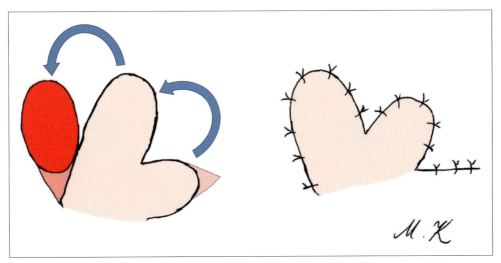

図 6．双葉皮弁
欠損に隣接する皮弁で欠損部を被覆し，その隣の皮弁で皮弁採取部を被覆する．この場合は，2 葉目の皮弁は 1 葉目の皮弁より小さくデザインを行う．2 葉目の皮弁採取部は縫縮する．

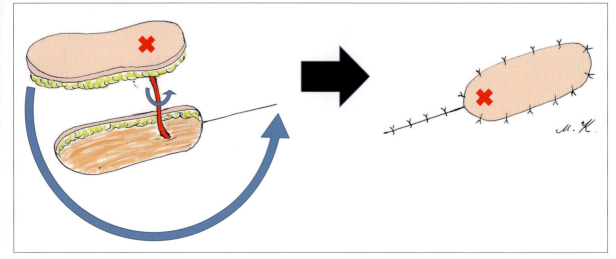

図 7. プロペラ皮弁
血管茎(×印)を中心に皮弁を回転させるが，移動形態としては転移移動である．

D．逆行性皮弁(reverse-flow flap)，遠位茎皮弁(distal based flap)

四肢では，皮弁を栄養する血管が動脈弓などを介して末梢から中枢に向かう血流を得ることができる．この場合に静脈は 2 本の伴行静脈間の交通枝や血管周囲の微細な栄養血管(vasa vasorum)を介して静脈弁を迂回する静脈路が形成されると考えられている．このような機序で成立する皮弁が逆行性皮弁である．一方，筋皮弁や筋膜皮弁でも主動脈の近位部を切断して，遠位部からの逆行性の血流で栄養される皮弁を遠位茎皮弁と呼ぶが，同様の機序で生着する．代表的なものに逆行性指動脈皮弁，逆行性橈側前腕皮弁，遠位茎腓腹皮弁などがある．

E．プロペラ皮弁(propeller flap)(図7)

プロペラ皮弁とは血管茎を中心に皮弁を回転させて移動する皮弁である．Hyakusoku ら[7]が 1991 年にプロペラ皮弁という名称を用いたが，それに先立つ 1987 年に Suzuki ら[8]は紡錘形皮弁の中心軸を皮下組織茎として 90°回転させる方法を初めて報告している．近年では皮膚穿通枝を中心に回転させる方法が一般的となってきている．

皮弁の血行とその生着

1．皮弁の血行動態

皮膚の血行については，1987 年に Taylor ら[9]が血管造影を用いて，皮膚に至る血管からの血行動態を詳細に観察して血管支配領域を示す angiosome 理論が発表された．皮膚穿通枝から筋膜・皮膚に至る血管は分岐して血管網を形成するが，血管径は徐々に細くなり，最終的にその末梢は隣接する皮膚穿通枝の末梢と連結している．この隣接する血管網と吻合する極めて細い血管を choke 血管と定義した．この choke 血管における血流は，隣接するそれぞれの皮膚穿通枝の血行の相互作用によって変化する．しかし 1 本の皮膚穿通枝が栄養する領域はこの choke 血管までで，その支配領域が定義される(図 8)．その中で 1 本の主動脈で栄養される皮膚・筋肉・深部組織までの一塊を angiosome と定義した．

皮弁の血行では，一般的に皮膚穿通枝を 1 本含む皮弁において，その血管支配領域のみではなく，それに隣接する血管支配領域までは安全に生着するとされている[10]．これは皮弁挙上時に choke 血管が拡張して，隣接する血管支配領域まで血行が広がるためである[11]．しかし，さらにその隣の血管支配領域までは血行が至らず，その領域は壊死に陥る(図 9)．実際の皮弁移植では茎の部分に捻じれ，緊張や圧迫などの負荷が加わり，栄養血管にも影響が出るため理論通りの生着域が望めないことは当然である．

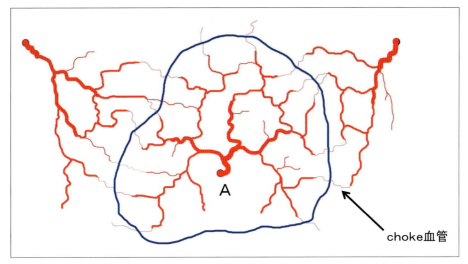

図 8. 皮膚の血管支配領域
皮膚穿通枝(A)は皮下で分岐して血管茎が次第に細くなり，隣接する皮膚穿通枝ときわめて細い血管(choke 血管)で吻合する．

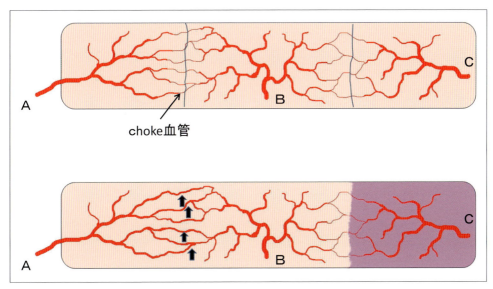

図 9. 皮弁の血行動態
3 本の皮膚穿通枝(A～C)の血管支配域を含む皮弁を，1 本の皮膚穿通枝(A)を茎として挙上したモデルである．隣接する皮膚穿通枝(B)の血管支配領域は choke 血管が拡張して血流が確保でき生着する．さらにその隣の皮膚穿通枝(C)の領域との境の choke 血管は拡張せず，血行が途絶して壊死に陥る．

(文献 1，10 より引用して改変)

2．皮弁遷延法(delay procedure)

　皮弁の生着域を拡大させるために，皮弁の挙上前に行う外科的処置を皮弁遷延法と言い，そのような方法で挙上された皮弁を遷延皮弁(delayed flap)という．皮弁を挙上する 1～2 週間前に，一旦皮弁作成予定部位の周囲を切開して一部を挙上する方法や，皮弁作成予定部の先端は温存して双茎皮弁を作成し皮弁を剝離挙上する方法などがある．この操作を行うことで，一般的には生着が困難な領域までの大きさの皮弁を安全に挙上できるようになる．また，遠隔皮弁で皮弁の完全切離の数日～1 週間前に皮弁の一部を切離や結紮を行

い，移植床からの血流を強化することも皮弁遷延法と言う．

皮弁遷延法の機序については様々な説があるが，angiosome 理論では遷延操作によって血管が切断されると，その血管支配領域の choke 血管の拡張が起こることで，皮弁の血管支配領域が拡大することが証明された[10]．この理論では双茎皮弁として一旦挙上する方法が最も効果的とされている．

おわりに

局所皮弁は比較的簡便な手技で，形成外科医であれば日常的に行う手技である．しかし，手技は多岐にわたり，非常に奥が深く，侮っていると皮弁の壊死を招くこともある．そのために，皮弁挙上に際しては皮膚の血管解剖を十分に理解したうえで，適切な計画を立てて手術に臨むべきである．

参考文献

1) 三鍋俊春：皮弁：総論．形成外科治療手技全書Ⅱ 形成外科の基本手技2．清川兼輔，亀井 譲編．pp74-90，克誠堂出版，2017．
   Summary 皮弁全般にわたる種々の理論についてわかり易くまとめて記載されている．
2) McGregor, I. A., Morgan, G.：Axial and random pattern flaps. Br J Plast Surg. 26：202-213, 1973.
   Summary 最初に局所皮弁を乱走型と軸走型に分けた文献である．
3) Koshima, I., et al.：Inferior epigastric artery skin flaps without rectus abdominis muscle. Br J Plast Surg. 42：645-648, 1989.
   Summary 穿通枝皮弁の概念を最初に定義した文献である．
4) Pontén, B.：The fasciocutaneous flap：its use in soft tissue defects of the lower leg. Br J Plast Surg. 34：215-220, 1981.
5) Taylor, G. I., Daniel, R. K.：The free flap：composite tissue transfer by vascular anastomoses. Aust NZ J Surg. 43：1-3, 1973.
   Summary 遊離皮弁の最初の報告の論文である．
6) Harii, K., et al.：The free musclocutaneous flap. Plast Reconstr Surg. 57：294-303, 1976.
7) Hyakusoku, H., et al.：The propeller flap method. Br J Plast Surg. 44：53-54, 1991.
8) Suzuki, S., et al.：The use of subcutaneous pedicle flaps in the treatment of post-burn scar contractures. Plast Reconstr Surg. 80：792-797, 1987.
   Summary 紡錘形皮弁の中心軸を皮下組織茎として 90°回転させる方法が初めて報告されている文献である．
9) Taylor, G. I., Palmer, J. H.：The vascular territories (angiosomes) of the body：experimental study and clinical applications. Br J Plast Surg. 40：113-141, 1987.
   Summary 皮弁の血管支配領域を angiosome として初めて明確にした文献である．
10) Taylor, G. I., et al.：Vascular territories. Plastic Surgery. 2nd ed. Mathes, S. J. pp317-363, Saunders, 2006.
11) Miyamoto, S., et al.：Effect recipient arterial blood inflow on the free flap survival area. Plast Reconstr Surg. 121：505-513, 2008.

好評増刷

カラーアトラス 爪の診療実践ガイド

●編集 安木 良博(昭和大学/東京都立大塚病院)
　　　 田村 敦志(伊勢崎市民病院)

目で見る本で臨床診断力がアップ！

爪の基本から日常の診療に役立つ処置のテクニック、写真記録の撮り方まで、皮膚科、整形外科、形成外科のエキスパートが豊富な図写真とともに詳述！
必読、必見の一書です！

2016年10月発売　オールカラー
定価(本体価格7,200円＋税)　B5判　202頁

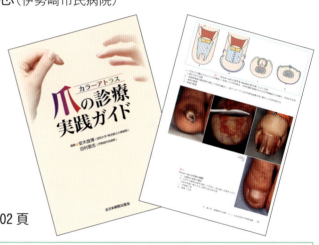

目　次

I章　押さえておきたい爪の基本
＜解　剖＞
1．爪部の局所解剖

＜十爪十色―特徴を知る―＞
2．小児の爪の正常と異常
　―成人と比較して診療上知っておくべき諸注意―
3．中高年の爪に診られる変化
　―履物の影響、生活習慣に関与する変化、ひろく爪と靴の問題を含めて―
4．手指と足趾の爪の機能的差異と対処の実際
5．爪の変色と疾患
　―爪部母斑と爪部メラノーマとの鑑別も含めて―

＜必要な検査・撮るべき画像＞
6．爪部疾患の画像検査
　―X線、CT、エコー、MRI、ダーモスコピー―
7．爪疾患の写真記録について―解説と注意点―

II章　診療の実際―処置のコツとテクニック―
8．爪疾患の外用療法
9．爪真菌症の治療
10．爪部外傷の対処および手術による再建
11．爪の切り方を含めたネイル・ケアの実際
12．腎透析と爪
13．爪甲剥離症と爪甲層状分裂症などの後天性爪甲異常の病態と対応

＜陥入爪の治療方針に関するdebate＞
14．症例により外科的操作が必要と考える立場から
15．陥入爪の保存的治療：いかなる場合も保存的治療法のみで、外科的処置は不適と考える立場から

16．陥入爪、過彎曲爪の治療：フェノール法を含めた外科的治療
17．爪部の手術療法
18．爪囲のウイルス感染症
19．爪囲、爪部の細菌感染症
20．爪甲肥厚、爪甲鈎彎症の病態と対処

III章　診療に役立つ＋αの知識
21．悪性腫瘍を含めて爪部腫瘍の対処の実際
　―どういう所見があれば、腫瘍性疾患を考慮するか―

コラム
A．本邦と欧米諸国での生活習慣の差異が爪に及ぼす影響
B．爪疾患はどの臨床科に受診すればよいか？
C．ニッパー型爪切りに関する話題

全日本病院出版会　〒113-0033　東京都文京区本郷3-16-4　Tel:03-5689-5989
http://www.zenniti.com　Fax:03-5689-8030

◆特集／STEP UP！Local flap

Transposition flap, rotation flap の理論と臨床応用

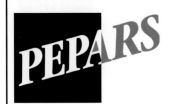

森　秀樹[*1]　野澤竜太[*2]

Key Words：局所皮弁（local flap），転移皮弁／横転皮弁（transposition flap），回転皮弁（rotation flap）

Abstract　形成外科医にとって局所皮弁術は，皮膚・皮下縫合や植皮術に次いで習得すべき必須の技術である．現在までに局所皮弁から穿通枝皮弁，遊離皮弁に至るまで数多くの皮弁が報告され，その基本原理や応用についての成書も数多く出版されている．したがって，初めて皮弁術を行う術者にとっても，敷居はそれほど高くないと言えよう．しかし，簡便な方法に見えるからこそ基本をしっかり理解していないと，思わぬピットフォールに陥ることもある．本稿では，皮弁初心者が最初に使用する機会が多いと思われる，局所皮弁の基本形の transposition flap と rotation flap について，そのデザインから臨床応用までをわかりやすく解説する．

はじめに

　局所皮弁（local flap）は，骨や腱の露出部など遊離植皮術には適さない組織欠損に対し，皮膚および皮下組織を血流のネットワークを保持した状態で挙上し，被覆する目的で使用される[1]．皮弁内の血流動態から，軸となる太い栄養血管を有する axial pattern flap と，それを有さず真皮下の血管網に依存する random pattern flap に大きく分類されてきた．Axial pattern flap はその軸となる血管のある部位にしか作成できないため，実際の臨床では random pattern flap が用いられることが多く，その形状や大きさは作成される体の部位や血流動態に依存する[2]．局所皮弁の分類としてもう一つ挙げられるのが移動形態によるものである．皮弁を欠損部の方向に前進させるように移動する方法を advancement flap，欠損部に隣接して皮弁をデザインし，欠損部と皮弁を入れ替えるように移動する方法を transposition flap（または transposed flap）と呼び，欠損方向に回転させるように移動させる方法を rotation flap と呼ぶ[3,4]．現在様々な皮弁が考案・臨床応用されているが，その多くはこれらの皮弁の原則を応用または組み合わせたものと言えよう．これら基本的な皮弁については多くの著書や論文がみられるが[1~4]，本稿では transposition flap および rotation flap について，基本理論と臨床応用を解説する．

Transposition flap（Transposed flap）

　本邦では転移皮弁または横転皮弁などと呼ばれ，局所皮弁としては最もシンプルな正方形のデザインである．簡便な方法と思われがちであるが，デザインを誤ると欠損部を上手く覆えないばかりか，血流のよい部位においても皮弁のうっ血や壊死を起こし得る．皮弁を安全に挙上するためには，欠損創に比べてできるだけ大きな皮弁を作製することと，正しいデザインを行うことが重要である．

[*1] Hideki MORI，〒791-0295　東温市志津川　愛媛大学医学部附属病院形成外科，助教
[*2] Ryota NOZAWA，〒798-8510　宇和島市御殿町 1-1　市立宇和島病院形成外科，科長

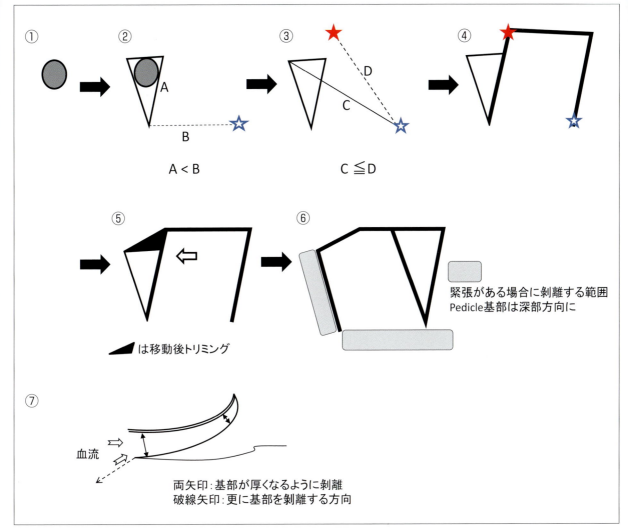

図 1. Transposition flap のデザイン

① ②：切除範囲（●）を含めて三角形の欠損部をデザインする．Pivot point（☆）の位置は基準となる三角形辺 A よりも長くとり，この距離が B：pedicle となる．
③：Pivot point から欠損部までの距離（C）と同じ距離（D）の点（★）を欠損部外側の辺の延長線上にとる．
④：Pedicle のラインを底辺として正方形にデザインした皮弁が transposition flap となる．
⑤：矢印方向（⇐）に皮弁を移動する．
⑥：皮弁が移動しづらい場合，皮弁周囲の皮下を剥離する．基部は深部方向に慎重に行う．
⑦：皮弁は基部に向かって少し厚くなるように剥離する．

その中でも鍵となるのが皮弁の移動または回転の中心となる pivot point の設定である．Pivot point は欠損創を逆三角形に見立て，三角形の下端の頂点から少なくとも三角形の長辺よりは長めに，欠損側と反対側に皮弁の基部として設定する（図 1-①, ②）．この距離が皮弁の茎（pedicle：破線 B）の幅であり，皮弁の血流の源になるため，このラインより皮弁の中枢側に剥離を行う際は注意を要する．Pivot point が決まったら，そこから欠損部まで最も遠い距離（C）と皮弁の欠損側の頂点（破線 D）が同じ距離になる点（★）を設定する．その点と pivot point を使って皮弁をデザインする．

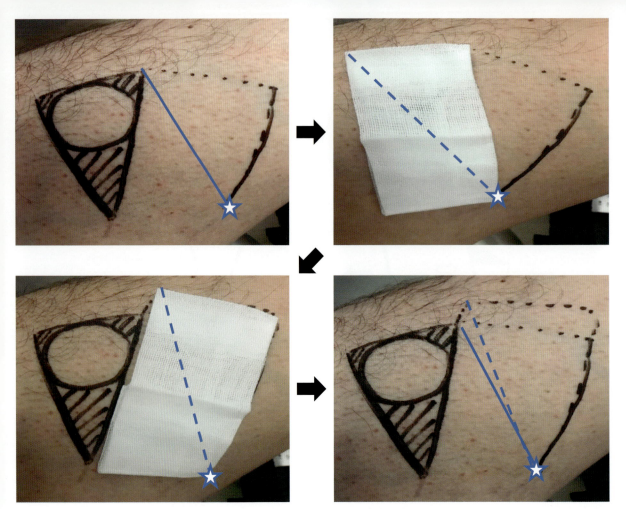

図 2.
a：誤ったデザイン
b：ガーゼを使って Pivot point（☆）と欠損部の最遠端を測る．
c：ガーゼを皮弁の位置に戻し，デザインし直す（planning in reverse）．
d：ガーゼを外してみると，元のデザインが誤っていたことがわかる．

この際ガーゼや伸展性の少ない紐などを使った方法（planning in reverse）が有用である（図2）．

通常は皮弁の長さと茎の比（縦横比）を1：1にデザインしておくのが安全であるが，皮下血管網の発達した頭部や顔面では，縦横比2：1以上でも生着する（図3）．体幹・上肢では縦横比1：1が基本形であるが，皮下からの穿通枝がある部位を利用することができれば長い皮弁がより安全に挙上できる．実際に皮弁を移動させる際には，皮弁の長さが多少短くても，皮膚の伸展性により欠損部を覆うことができるが，局所皮弁では少しの緊張がうっ血や壊死の原因となるので，デザインの段階では皮膚の伸展性を考慮すべきではない．一方で，下肢においては慎重に適応を検討すべきであり，特に末梢動脈疾患（PAD）などを合併する血流の悪い下肢では1：1でも部分壊死を起こす危険性があり，近年ではより安全な穿通枝皮弁が多く用いられる．

皮弁の移動により生じる二次欠損は，直接縫合できれば理想的であり，様々なデザインが考案されているが[3)4)]，皮弁の緊張が強い場合は無理をせず遊離植皮術を選択する方が安全である．二次欠損は最初の欠損よりも大きくなることが多いため，採皮は皮弁移動後の欠損部の大きさを計測してから行う方が安全である．

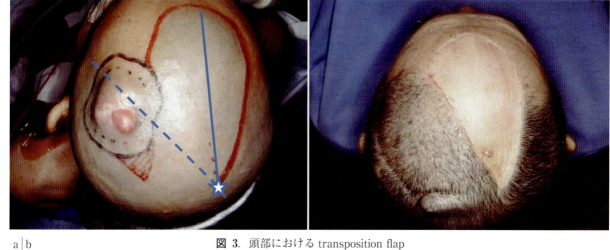

a|b 図 3. 頭部における transposition flap
a：Transposition flap のデザイン．頭部は血流がよいので縦横比 2：1 でやや大きめに
デザイン．☆：pivot point，実線：皮弁の長径，破線：皮弁移動後の長径
b：術後 1 年(背部から分層植皮)

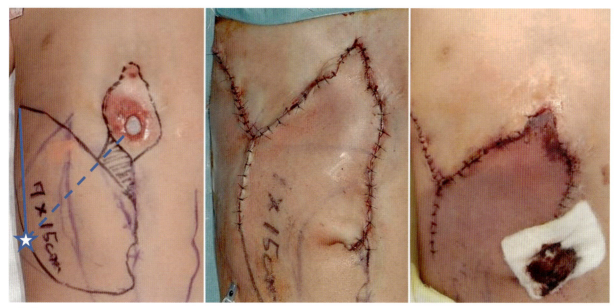

a|b|c 図 4. 胸部における transposition flap
a：胸部正中の潰瘍に対して局所皮弁をデザイン．腹直筋からの穿通枝を含めてデザイン
されているが，pivot point の設定が間違っている．
b：皮弁移動後
c：翌日末梢部の部分壊死をきたした．

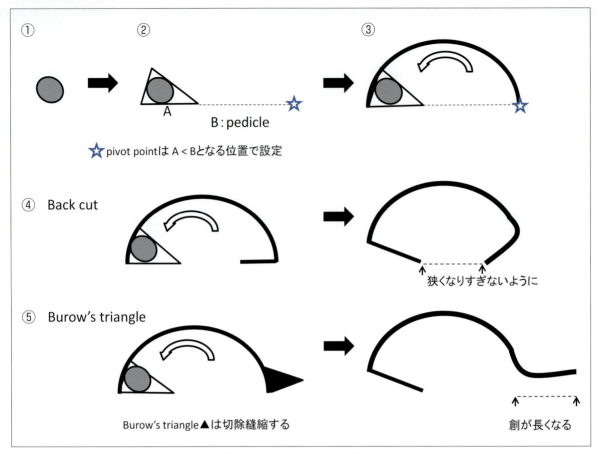

図 5. Rotation flap のデザイン
①, ②：切除範囲（●）と pivot point（☆）の設定
③：半円形の皮弁をデザインする
④：Back cut
⑤：Burow's triangle

Rotation flap

　回転皮弁は，欠損の一部を含めた半円としてデザインされ，欠損方向に皮弁を回転するように移動する（図 5-①〜③）．この際 pivot point は皮弁の欠損側と反対の端になるが，transposition flap と比べてより皮膚の伸展性に依存するため，皮弁の移動に際しては pivot point から半円状の縫合部に対してある程度の緊張がかかる[4]．これを局所的に軽減する方法として，pivot point から欠損部の端に向かって直線状に切開を入れる back cut 法（図 5-④）や，pivot point から半円の外側に三角形の欠損を作成する Burow's triangle 法などがある（図 5-⑤）．いずれの方法でも皮弁の移動が容易になるが，back cut は長く入れすぎると皮弁の茎が狭くなって血流に問題が起こる点，Burow's triangle は大きく入れると創が長くなる点が問題となる[4]．また，この二つの方法により，移動に伴う二次欠損も縫縮しやすくなるが，より安全に皮弁を移動・縫縮するためには，欠損に対してできるだけ大きい皮弁をデザインすることが重要である．本皮弁も頭部・顔面領域に用いられることが多いが，比較的皮膚の伸展性が期待できる下眼瞼や側頭部によく用いられる（図 6, 7）．しかし，その他の部位では transposition flap と比較すると本皮弁の適応部位はやや限られる印象がある．

皮弁挙上の厚さ

　皮弁初心者にとっては，どちらの皮弁を使用するにしても，デザイン通りに皮切した後，皮弁を

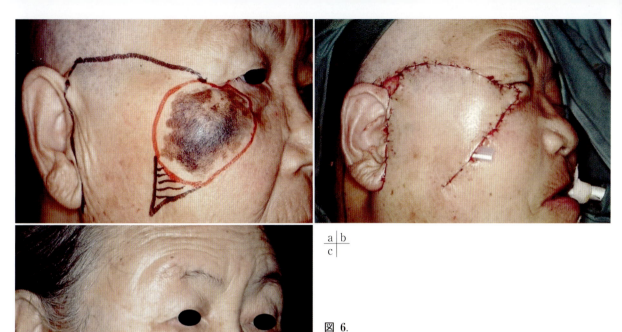

図 6.
頬部における rotation flap
a：右頬部悪性黒色腫の症例．Rotation flap のデザイン
b：皮弁移動後
c：術後 2 年

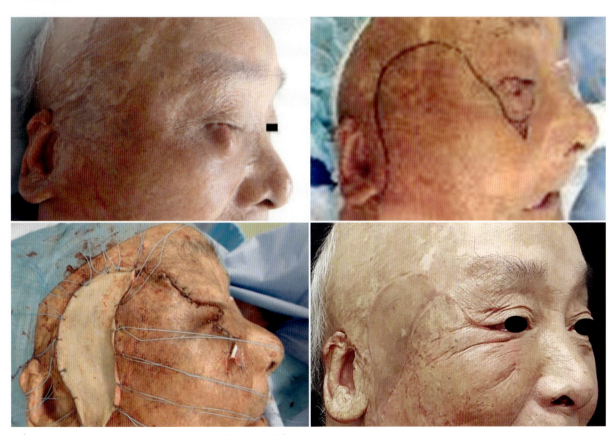

図 7．下眼瞼における rotation flap
a：右下眼瞼脂腺癌の症例．幼少時に右顔面に熱傷を受傷して瘢痕治癒しており，皮膚の伸展性が乏しい．
b：術前のデザイン
c：皮弁移動後の二次欠損に対し，鎖骨上窩から全層植皮を行った．
d：術後半年

挙上するレイヤーがわかりづらいかもしれない．皮弁は 3 次元構造であり，挙上するレイヤーによって皮弁の厚さと全体的な形状が決定される．部位別に挙上レイヤーを考察していくと，頭部では帽状腱膜と骨膜の間が疎な結合組織で血管も少なく挙上しやすい．帽状腱膜を皮弁側に含めることでやや伸展性が乏しくなるが，帽状腱膜に減張切開を入れることで少し改善することがある．帽状腱膜を含めず挙上するとより伸展性は得られるが，血流が不安定になり瘢痕性脱毛の原因となることがあるので術者の経験と状況により選択するべきであろう．顔面は最も局所皮弁が多用される部位であり，様々な皮弁が開発されている．皮下血管網の豊富さから，かなり薄めの皮弁でも生着しやすいが，特に頬部あたりでは脂肪層が厚いので，どのレベルで剝離すべきか初心者にはわかりづらい．最初は厚めに起こしておき，再建部位に移動して厚すぎるようなら少しずつ脂肪組織を切除するのが安全である．また，皮弁の先端は薄く剝離しても，pedicle に向かうにつれ心持ち厚めにすると安全である（図 1-⑦）．デザイン通りに作成しても思ったように皮弁が移動しない場合は，pedicle 周囲を剝離するとよいが，pedicle を三次元的（縦・横・深さ）に狭くしないように，むしろ広くなるように注意深く丁寧に剝離する（図 1-⑥）．最初はどうしても全体が厚くなるので，後日修正が必要かもしれないということをあらかじめ患者に伝えておくのがよい．体幹では筋膜や穿通枝を含めるとより安全性が増すが，正しいデザインであれば筋膜上で挙上しても問題ない．下肢においては筋膜をできるだけ含めた方がよいが，現在では多くの穿通枝皮弁が開発されており，random pattern flap の局所皮弁はあまり用いられなくなっている．

術後のケア

Random pattern flap の局所皮弁は，術後の腫れや血腫形成などにより静脈還流が悪くなるとすぐにうっ血を呈する（図 4）．術後に皮弁の先端が暗紫色になり，うっ血の兆候を呈してきたら緊張のある部位を抜糸し，血腫などがある場合はすぐに除去する．それでも改善しない場合は，皮弁を移動する前の位置に戻す勇気を持つことが必要である．その間，欠損部は人工真皮などで覆っておき，数日待って皮弁の血流が改善した後，もう一度移動する．この方法は delay と言い，血流の悪そうな部位で縦横比 1：1 を越えて挙上する必要がある場合などにあらかじめ使用することがある[1]．二次欠損部に植皮を行っていた場合でも，植皮片を生理食塩水などで丁寧に洗浄し，生食ガーゼに包み滅菌シャーレに入れて 4℃ で保存しておけば 1 週間程度は再使用可能である．

まとめ

Pivot point を常に意識しておくことが最も重要である．部位によって皮膚の伸展性は年齢や部位により異なるが，デザインの段階では皮膚の伸展性を考慮せず，できるだけ大きな皮弁で余裕をもって移動させることが重要である．

参考文献

1) McGregor, A. D., McGregor, I. A.：Flaps. Fundamental techniques of plastic surgery. 10th ed. Deborah, R., et al., ed. 61-120, Churchill Livingstone, Philadelphia, 2000.
   Summary 基本理論が非常に丁寧に詳細に書かれている．
2) 丸山 優，澤泉雅之：新しい皮弁の概念と分類（I）．皮弁移植法 最近の進歩．波利井清紀ほか編．3-11，克誠堂出版，1993．
3) 益岡 弘，鈴木茂彦：【Local flap method】Transposition flap/Rotation flap とそのバリエーション．PEPARS．58：10-17，2011．
4) 秋元正宇：局所皮弁の基本型．形成外科の基本手技 2．清川兼輔ほか編．92-99，克誠堂出版，2017．
   Summary 初心者にもわかりやすい 1 冊．

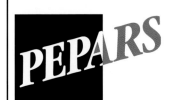

◆特集／STEP UP！Local flap
Z・W-plasty の理論と臨床応用

木村　中*

Key Words：Z 形成術(Z-plasty)，W 形成術(W-plasty)，手術(surgery)，皮弁(flap)，瘢痕拘縮(scar contructure)

Abstract　　Z 形成術，W 形成術は瘢痕形成術・瘢痕拘縮形成術において基本であり，重要な手技である．
　Z 形成術の効果としては，延長効果・部位の変換・凹凸の変換・視覚的錯覚がある．延長効果は皮弁の角度が 60°の時に最も大きくなり，1.73 倍になるとされている．部位の変換は，2 つの皮弁が入れ替わることによって皮弁に含まれるものが入れ替わることを目的として行われる．凹凸の変換としては，指間部，腋窩，頸部の瘢痕拘縮や内眼角贅皮の形成，耳垂裂・先天性絞扼症候群の修正に効果的である．視覚的錯覚は，Z 形成術によって中央の線を皮膚緊張線(relaxed skin tension line；RSTL)に合わせ，長くて目立つ瘢痕を短い 2 本の線として目立たなくする効果がある．
　W 形成術は長い 1 本の瘢痕では目立つために，ジグザグに縫合することによって視覚的に目立たない瘢痕にする手技である．W 形成術には延長効果はない．

　形成外科医になって初めに指導を受けるのは，創をきれいに縫合するための真皮縫合・表皮縫合であろうが，その次には植皮手術と共に Z 形成術・W 形成術であろう．それほど形成外科医にとっては基本手技として習得しなければならないものと思われる．
　ここでは，Z 形成術ならびに W 形成術についての理論を示し，デザインする際の注意点やちょっとした工夫を，特に形成外科を始めたばかりの方に向けて解説し，私の経験した症例を呈示したい．

Z 形成術

　線状に拘縮した瘢痕に対しての拘縮解除・形成手術に使用されるもので，デザインがアルファベットの「Z」の形をするためこう呼ばれている．
　Z 形成術と名前をつけて延長の理論を解説したのは Limberg[1]とされている．詳しくは倉田喜一郎著「Z 形成術とその他の皮膚形成術」[2]に記載されている．
　McGregor[3]は数式を用いて延長率を計算し，皮弁先端の角度が 60°の時には延長率は 73%になる，つまり二点間の距離は 1.73 倍になるとしている(図 1)．角度が大きいほど延長率も大きくなるという理論であるが，実際の臨床では 60°以上の角度で作成した皮弁は入れ替えることが困難で実用的ではない．また，Z の中心線が長いほど，つまり大きな皮弁ほど延長率が大きくなる[4]．しかし，大きな皮弁を作成するには手術部位によっ

---

* Chu KIMURA，〒040-8585　函館市本町 33-2
　函館中央病院形成外科，診療部長

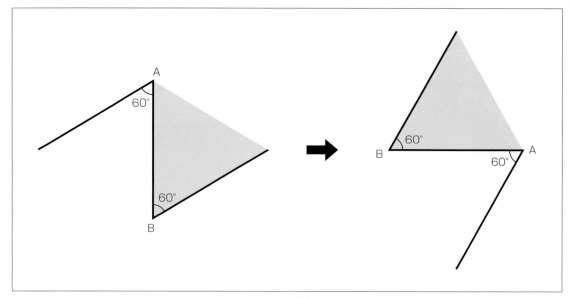

図1. Z形成術

て制限があることや，短軸方向には創を引き寄せる必要があることから，むやみやたらと大きな皮弁も作成しづらい．その場合には複数の小さい皮弁に分割すると引き寄せる幅が小さくなり，大きな延長効果が得られる．これを連続Z形成術と言う．

また，皮弁の角度が小さくなると皮弁の血行が悪くなる．したがってZ形成術の皮弁の角度は60°で作成されることが多い．

しかし，実際には60°以外で作図しなければならないことも多く経験する．Z形成術は瘢痕拘縮を解除する目的で使用される皮弁であるから，おのずと瘢痕上に皮弁が作成されるのであるが，皮弁の位置を瘢痕に合わせて作図する必要が生じるからである．また，皮弁を入れ替えてできる中央の線を皮膚緊張線(relaxed skin tension line；RSTL)に合わせるために60°以外の角度にすることもある．

しかしながらあまりにも細い皮弁になると血流に障害が起こり，皮弁の先端が壊死に陥る危険性があるので注意が必要である．また，瘢痕を含んだ皮弁を作成した場合には，正常な皮膚に作成した皮弁の柔軟性に比べて，皮弁の移動に制限がかかり，当初作図した角度に合わないことも生じる．

まずは片方の皮弁を起こして皮弁先端をスキンフックなどで引っ張って皮弁の納まるべき位置にきちんと納まるかどうかを確認してからもう一方の皮弁の切開をするべきである．

1．Z形成術の効果
A．延長効果

皮弁の角度を60°にした際には理論上2点間の距離が1.73倍に延長される．口蓋裂での口蓋形成に用いられるFurlow法は口蓋の筋群の形成の他に口蓋粘膜の延長効果を狙ってのものである．

症例1：1歳半，女児．左唇顎口蓋裂

口蓋形成をFurlow法で行った．筋層の形成をし，口蓋粘膜，鼻腔側粘膜を互い違いにZ形成術を行うことによって口蓋の長さを延長させる効果を狙う(図2)．

症例2：70歳代，女性

右上口唇の外傷後の瘢痕拘縮によって右のキューピット弓頂点が上方に引っ張られている．Z形成術を行い白唇の長さを延長し，左右のキューピット弓の高さを同じにすることができた(図3)．

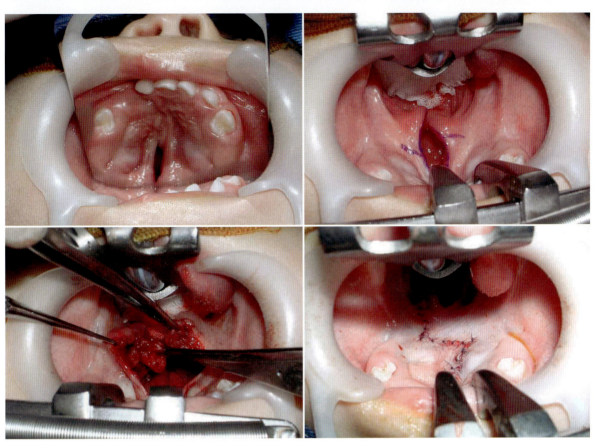

図 2. 症例 1：1 歳半，女児．口蓋裂に対する Furlow 法での口蓋形成術
筋層形成に加えて口蓋粘膜に Z 形成を加えて長さの延長を図る．

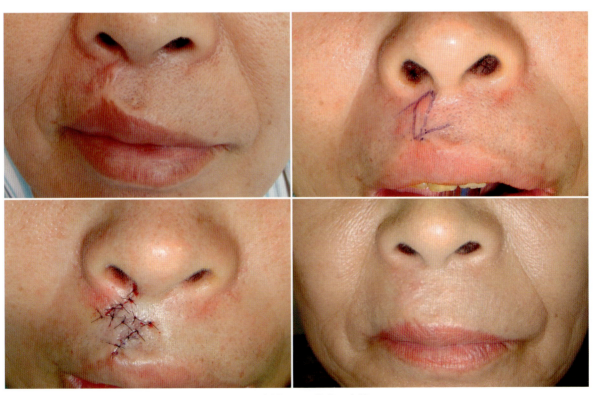

図 3. 症例 2：70 歳代，女性
上口唇の瘢痕によって右キューピット弓が上方に引きつれている．瘢痕切除とともに
Z 形成を加えて長さを延長させ，キューピット弓の高さを合わせることができた．

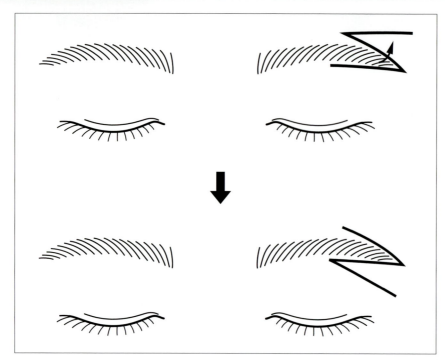

図 4.
皮弁が入れ替わることによって,皮弁に含まれるものを入れ替えることができる.

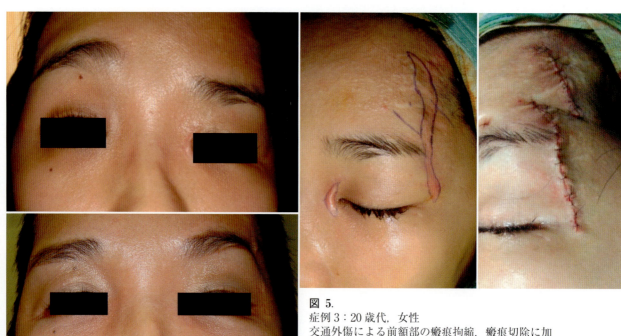

図 5.
症例 3：20 歳代,女性
交通外傷による前額部の瘢痕拘縮.瘢痕切除に加えて Z 形成を施行し,下がっていた左眉毛を吊り上げた.

B. 部位の交換

2 つの皮弁が入れ替わることによって皮弁に含まれるものが入れ替わる(図 4).角度の小さな皮弁と大きな皮弁を組み合わせた場合には,角度の小さな皮弁のみの移動の要素が強くなり,横転皮弁と捉えることができる.

症例 3：20 歳代,女性.交通外傷による顔面の瘢痕拘縮

左前額部の瘢痕形成術に Z 形成を加えることで左眉毛の下がりを矯正した(図 5).

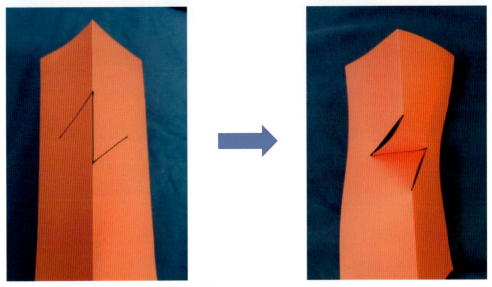

図 6. 60°の三角皮弁を入れ替えることによって凸が凹に変換された模型図

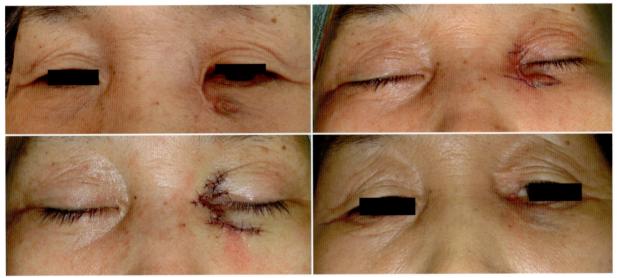

図 7. 症例 4：70 歳代，女性
外傷による左内眼角部の水かき様変形を double opposing Z-plasty によって改善させた．

C．凹凸の変換

山だった部分を谷に変換し，谷を山に変換する効果がある(図 6)．指間部，腋窩，頸部の瘢痕拘縮や内眼角贅皮の形成，耳垂裂・先天性絞扼輪症候群の修正に効果的である．

症例 4：70 歳代，女性．外傷による左内眼角部の拘縮

Converse[5]の double opposing Z-plasty によって拘縮を解除した(図 7)．

症例 5：6 歳，女児

右手の熱傷瘢痕拘縮で中環指間に水かき形成をきたしている．5 flap Z-plasty を施行し指間を深くすることができた(図 8)．

D．視覚的錯覚

RSTL を横切る長い瘢痕は目立つ．Z 形成術によって中央の線を RSTL に合わせ，短い 2 本の線として目立たなくする効果がある．

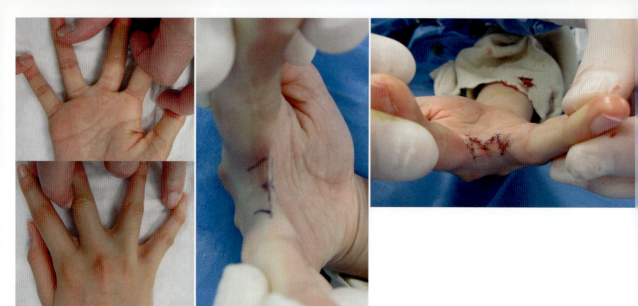

図 8. 症例 5：6 歳，女児
右手中環指間の熱傷瘢痕拘縮に対して，5 flap Z-plasty を施行し指間を深くすることができた．

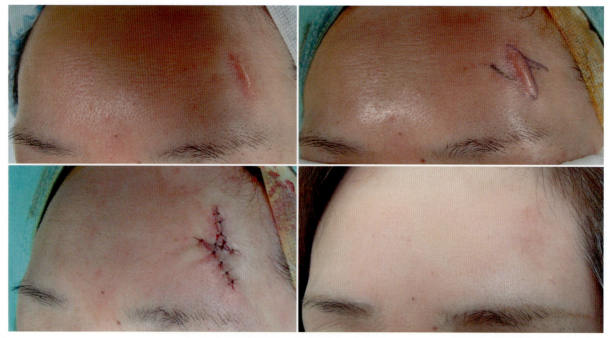

図 9. 症例 6：60 歳代，女性
額の縦に走る瘢痕は RSTL を横切るため目立つ．Z 形成術を施行し中央の線をRSTL に合わせ，2 本の短い線として目立たなくさせた．

症例 6：60 歳代，女性

額の皺に直交する瘢痕に対して瘢痕切除と Z 形成術によって，皺に沿った線と 2 本の短い線とすることで目立たなくできた(図 9)．

また，長い直線状の瘢痕を分断して，RSTL に沿った成分を含む短い線の集合とすることで，見た目の改善効果と拘縮の予防を図ることができる．この場合は連続 Z 形成術を用いる．

W形成術

　長い直線状の瘢痕をW型にジグザグに縫合し，皮弁の一辺をRSTLに沿った線にし，複数個の短い線として目立たなくする技法である．縫合糸痕の残っている線状瘢痕を形成する場合，瘢痕と共に縫合糸痕も共に単純に全切除すると幅が広い切除となり，縫縮に際して緊張がかかる．その場合，縫合糸痕を三角弁に含むようにジグザグに切除することで緊張を緩和し短い複数個の線にして，目立たなくすることができる(図10)．

　瘢痕がジグザグ状の場合にも，瘢痕に合わせてジグザグに切除して縫合することで，直線状の長い瘢痕になることを避けるために用いてもよい．

　症例7：10歳代，女性．右上腕の良性骨腫瘍の切除術後の肥厚性瘢痕

　瘢痕は団子状に複数個が連続している状態であった．単純に幅広く切除せずに，瘢痕に合わせて菱形を連続してデザインすることでジグザグに縫合し，緊張も緩和できた(図11)．

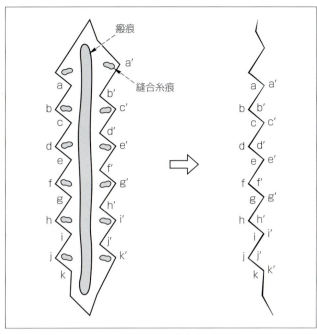

図10．W形成術

　症例8：60歳代，女性．外傷後の前額部の瘢痕
　W形成術を施行し，縫合の緊張が緩和でき，RSTLに沿った線と複数個の短い線に分割することで，瘢痕は目立たなくなった(図12)．

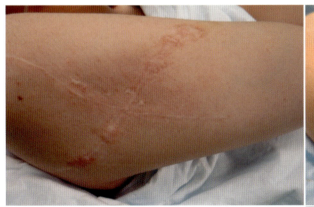

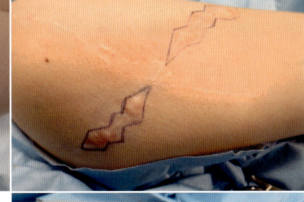

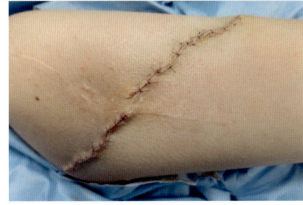

図11．
症例7：10歳代，女性
右上腕の骨腫瘍切除術の後の肥厚性瘢痕
瘢痕が団子状に連続している．瘢痕に合わせてジグザグに切除した．

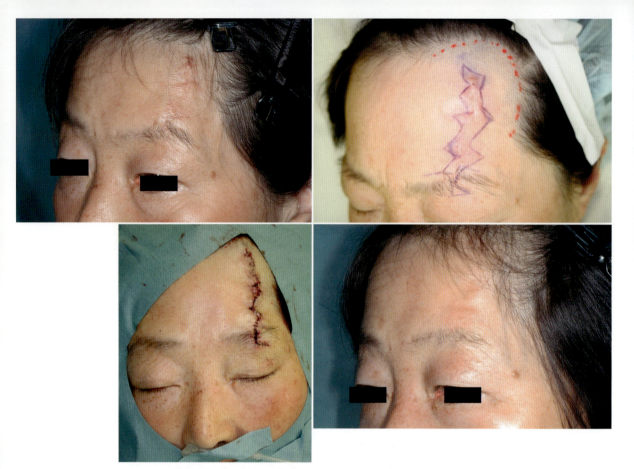

図 12. 症例 8：60 歳代，女性．外傷後の前額部瘢痕
瘢痕に合わせて W 形成術を施行した．（熊本赤十字病院形成外科，黒川正人先生よりご提供）

皮膚には伸展性があるために，向かい合う三角皮弁の長さが 0.1 mm 単位まで正確ではなくても差し支えない．むしろそうすることは困難である．

一辺の長さが短すぎる皮弁を組み合わせた場合には直線と変わらなくなってしまうと言うことに加え，小さな皮弁に真皮縫合を入れる手技が煩雑になり正確に表皮を合わせ難くなる．また小さな皮弁では血流に問題が生じ，かえって目立つ瘢痕となってしまう危惧がある．逆に一辺の長さを長くしすぎると正常皮膚の切除量が増え縫合の緊張が増してしまい，これもよくない．

W 形成術には延長効果はないため，拘縮を起こしている瘢痕の修正には適さない．

参考文献

1) Limberg, A. A. : Skin plastic with shifting triangle flaps. Leningrad Traum Inst. 8：2, 1929.
2) 倉田喜一郎：Z 形成術の効果とその理論．Z 形成術とその他の皮膚形成術．23-60，克誠堂出版，1984.
   Summary　本 1 冊が Z 形成術についての解説であり，入門書である．
3) McGregor, I. A. : The theoretical basis of the Z-plasty. Br J Plast Surg. 9：256, 1957.
4) 尾郷　賢：Z-形成術．図説臨床形成外科講座 2 形成外科の基本手技．添田周吾ほか編．120-123，メジカルビュー社，1987.
   Summary　写真，図が豊富で Z 形成術についてわかりやすく書いてある．
5) Converse, J. M. : Reconstructive Plastic Surgery. (2nd Ed.). Vol. 2. 940-944, Saunders, 1977.

◆特集/STEP UP！Local flap

有茎穿通枝皮弁
―その理論と応用―

青 雅一*

Key Words：穿通枝皮弁(perforator flap)，有茎(pedicled)，再建(reconstruction)

Abstract 1980年代は筋膜皮弁(fasciocutaneous flap)全盛の時代であり，深筋膜の血行が精力的に研究され，盛んに論じられた．穿通枝皮弁の概念は，1989年 Koshima & Soeda により最初に発表された．本稿では，"Gent consensus" として発表された穿通枝皮弁の定義と用語の国際的合意に基づき，その理論と応用について述べる．穿通枝皮弁は，筋膜上の血管網の血行に頼らず，穿通枝のみで栄養される皮膚と皮下脂肪織からなる skin flap である．骨膜や腱鞘など，筋間中隔や筋肉以外の組織を通過する穿通枝を栄養血管とする皮弁も存在し，臨床応用も可能である．筆者は，穿通枝皮弁開発の歴史，定義と用語，解剖学的理論，生着域，挙上法について述べ，数例の実際の臨床例を供覧した．

はじめに

穿通枝皮弁は，従来の筋膜皮弁や筋皮弁において重要とされた深筋膜を含まず，皮膚・脂肪織と栄養血管である穿通枝からなる皮弁(skin flap)であり，皮弁採取による犠牲は最小限である．また，1～数本の穿通枝で筋膜皮弁や筋皮弁とほぼ同じ面積の皮弁が生着する．Yoshimura ら(1983)[1]の血管柄付き腓骨移植における monitoring buoy flap，続いて中国の Song ら(1984)[2]の前外側大腿皮弁(anterolateral thigh flap；以下，ALT)が，穿通枝皮弁の最初の報告とされるが，1980年代は筋膜皮弁全盛時代であり，当時は穿通枝皮弁の概念は存在しなかった．穿通枝皮弁の概念は，1989年 Koshima & Soeda[3]が ALT の経験をもとに「腹直筋を含まない下腹壁動脈皮弁」として深下腹壁動脈穿通枝皮弁(deep inferior epigastric artery perforator flap；以下，DIEAP flap)を報告したのが最初であり，それ以来，Angrigiani(1995)[4]の胸背動脈穿通枝皮弁(thoracodorsal artery perforator flap；以下，TDAP flap)など，次々と新しい穿通枝皮弁が開発され報告が相次いだ[5)~9)]．現在では穿通枝皮弁の定義と分類に関する国際的な合意が得られ[10]，命名法も提唱されている[11]．皮膚を栄養する穿通枝は身体各所に存在し，成書にも数多く記載されている[12)13)]．欠損部周辺の穿通枝を茎とする有茎穿通枝皮弁が挙上できれば，小欠損から比較的大型の欠損までの閉鎖が可能である．

穿通枝皮弁の考え方

黎明期には，同一の皮弁が術者により様々な名称で報告されたために混乱を生じた．2001年ベルギーのゲントで開催された国際穿通枝皮弁講習会において，穿通枝皮弁の定義に関する意見の統一が図られ，穿通枝皮弁は，
「皮膚と脂肪から構成され，深部組織(主に筋肉)を通過する穿通枝により栄養される皮弁」
と定義された[10]．皮弁を栄養する穿通枝は，direct perforator と indirect perforator に大別され，さらに indirect perforator は muscle perforator と septal perforator に分類された．Muscle

---

* Masakazu AO, 〒740-0037 岩国市愛宕町1-1-1 国立病院機構岩国医療センター，副院長／形成再建外科

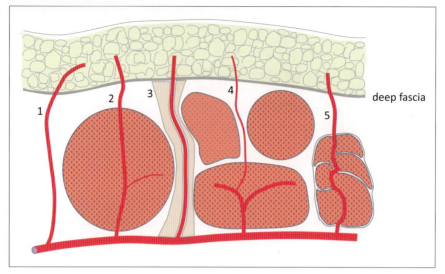

図 1. Direct and indirect perforator（文献 10 より改変して引用）
1．direct perforator：深筋膜のみを貫通する．
2．indirect muscle perforator：主に皮膚を栄養するが筋枝も分岐する．
3．indirect septal perforator：深筋膜を貫通する前に筋間中隔を通過する．
4．indirect muscle perforator：筋枝から皮膚へ向かう 2 次分枝が派生する．
5．indirect perimysial perforator：筋線維束の間の結合織（筋周膜）を通過する．

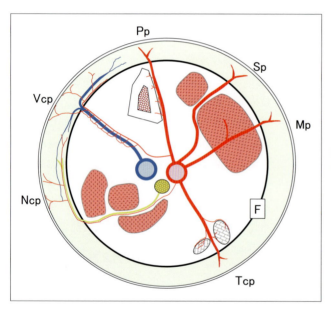

図 2.
四肢断面にみる各種 indirect perforator
F：deep fascia
Mp：muscle perforator
Sp：septal perforator
Pp：periosteal perforator
Vcp：venocutaneous perforator
Ncp：neurocutaneous perforator
Tcp：tendocutaneous perforator

perforator はさらに 3 種類に細分化された[10]（図 1）．2002 年の台北での講習会では，演者が会場で挙手によるアンケートをとる一幕もあり，この時点ではまだ欧米からの参加者の多くは"muscle perforator で栄養される皮弁のみが穿通枝皮弁である"とする案に賛成していた．しかし，この講習会以降はゲントでの合意が国際的な統一見解として認められた．その後，筋肉・筋間中隔以外のものを穿通し，深筋膜を経て皮膚を栄養する筋膜皮弁の概念が示され[14]，続いて，neurocutaneous，tendocutaneous（paratenon，intertendinous），periosteal，venocutaneous，などの穿通枝を栄養血管とする皮弁の概念が記載された[15)16)]．これを穿通枝の 3 次元的な走行経路により，四肢の断面図で示したものが図 2 である．

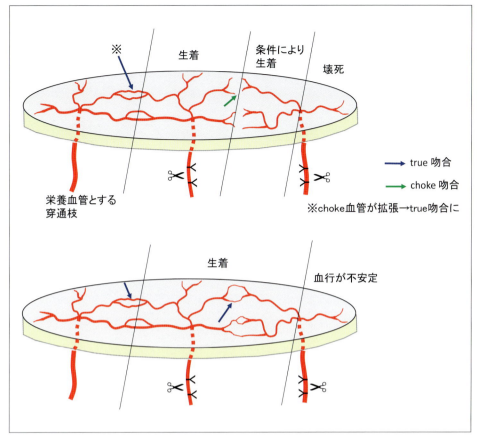

図 3. 皮弁血行と生着域
皮弁の生着域は，穿通枝の太さ・年齢・true 吻合の存在・デザインなどにより差異がある．

Muscle perforator flap の新しい表記法

Muscle perforator で栄養される皮弁の命名法と略号の表記法は，穿通枝が分岐する主幹動脈と穿通枝が通過する筋肉名により定められている．常に1種類の筋肉だけを通過する穿通枝を栄養血管とする場合は，筋肉名は付記しない．

＜新しい表記法[11]＞
「主幹動脈の解剖学的名称の略号＋AP＋穿通する筋肉の略号」(AP；artery perforator)

略号の例：
穿通枝が外側広筋を穿通する ALT：LCFAP-vl
DIEAP flap：腹直筋以外の筋肉を穿通することがないので DIEAP
TDAP flap：同様に TDAP

穿通枝皮弁の血行と生着域

皮弁の生着域は，皮弁内の穿通枝の数・術前のtrue 吻合の有無・デザイン・年齢などにより異なるが，少なくとも隣接する穿通枝領域は安全に生着する．隣接する穿通枝領域との境界の choke 血管が拡張して true 吻合となることにより，隣接領域に血液が流入し生着域となるのである[17]．栄養血管とする穿通枝から2本目の穿通枝領域は，栄養血管寄りの近位側はかろうじて生着する．また年齢によっても2本目の穿通枝領域の生着には差があり，血管の柔軟性の高い小児ではかなりの部分が生着するが，動脈硬化の強い高齢者では生着しない．この領域に術前より true 吻合が存在していれば生着するが，この領域の遠位側の血行は不安定である(図3)．

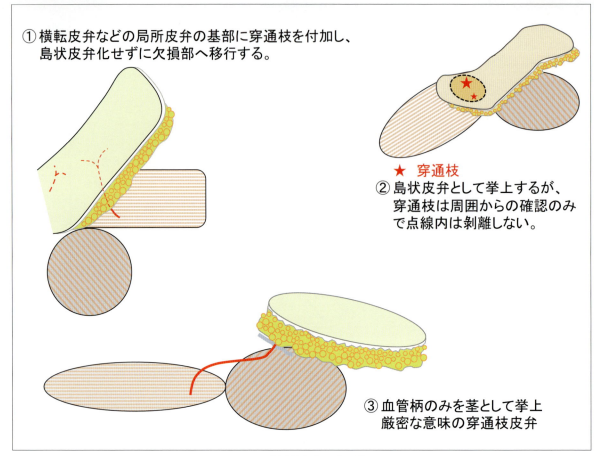

図 4. 穿通枝皮弁の挙上法

デザインと挙上法の実際

術前に穿通枝の位置を把握しておく必要がある．携帯型のサウンドドップラーでもカラードップラーでもよい．同定された穿通枝をもとに皮弁をデザインするが，この時点では暫定的なデザインであり，術中に変更できる余地を残しておく．特に，細い穿通枝を血管柄とする場合には，最初の切開は全周切開とせず，皮弁の1辺から剝離を始め，使用できそうな穿通枝を発見してから改めて正確なマーキングをして皮弁を挙上する方がよい．

皮弁の挙上法には，① 従来の横転皮弁などの局所皮弁に穿通枝を付加したもの，② 穿通枝は確認のみで穿通枝周囲の脂肪織を下床から完全には分離しないもの，③ 穿通枝のみを茎とするもの，の3種類がある(図4)．厳密には，③ のみが真の穿通枝皮弁である．② は下床の筋組織が厚く，筋体ごとある程度回転できる殿部などで利用できる．この時，穿通枝と脂肪織からなる円柱状の部分の筋膜を円形に切開すると，無理なく回転させることができる．

使用する穿通枝が決定したら，上記の ①・③ の挙上法では，皮弁移行時に血管柄の捻じれ・屈曲が起こらぬよう，また到達距離が長くなるよう穿通枝を主幹動脈まで追求し，分離する．筋肉内あるいは筋間・腱間から引き出した穿通枝の長さが，皮弁の到達距離に追加される．皮弁の端に穿通枝を配置すれば到達距離が長くなるが，穿通枝の血行領域を考慮し，生着域を越えないようにデザインしなければならない．

穿通枝皮弁の定義からは外れるが，実際には必要に応じて，部分的にまたは全体に筋膜を含めて挙上することがある．

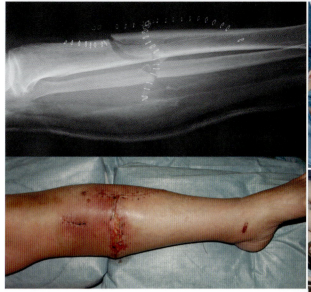
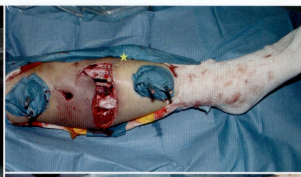
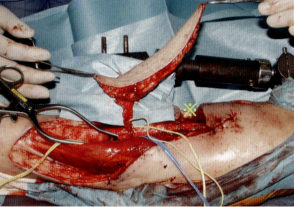
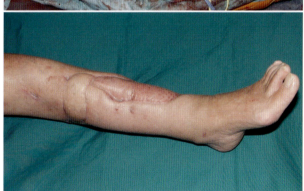

図 5.
a：来院時の X 線像と術前の状態
b：デブリードマン後の状態. ☆：穿通枝の位置
c：前脛骨動脈からの periosteal perforator を血管柄とする皮弁を挙上. ※：欠損部
d：術後 4 か月後の状態

症例供覧

症例 1：60 歳, 女性. 左下腿開放骨折(図 5)

車同士の衝突事故により受傷した. 近医で皮膚縫合とシーネ固定のみをされて, 翌々日救急外来を受診し, 緊急手術となった. 全身麻酔下に, 整形外科でデブリードマンと創外固定が施行された. 下腿前面の皮膚欠損層は, 前脛骨動脈から脛骨沿いに立ち上がる穿通枝 (periosteal perforator[14)〜16)]；図 2)を茎とする皮弁を移行して閉鎖した. 皮弁採取部には分層植皮を行った. 皮弁先端に虫食い状の壊死を生じたものの, 保存的加療により上皮化した. 晩期の深部感染はみられなかった.

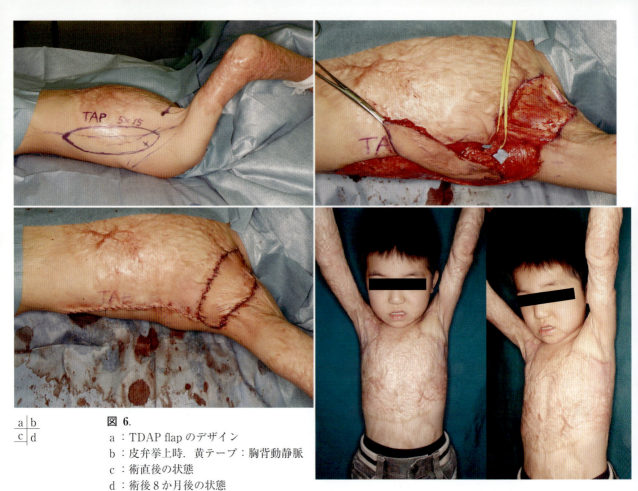

図 6.
a：TDAP flap のデザイン
b：皮弁挙上時．黄テープ：胸背動静脈
c：術直後の状態
d：術後 8 か月後の状態

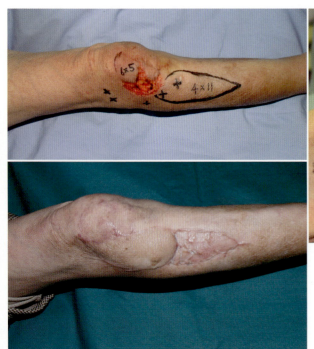

図 7.
a：欠損部と皮弁デザイン
b：2 本の腱間穿通枝を茎として皮弁を挙上
c：術後 7 週間後の状態

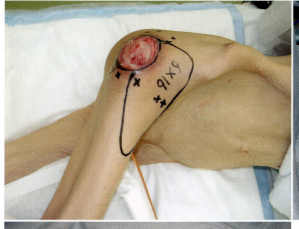
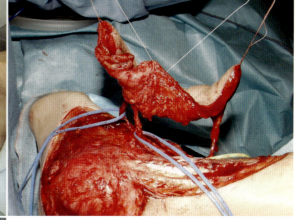
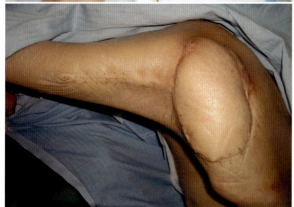

図 8.
a：術前の状態と皮弁のデザイン
b：大腿筋膜張筋を貫通する 3 本の穿通枝を茎とする皮弁を挙上
c：術後 2 か月後の状態

症例 2：5 歳，男児．左腋窩部熱傷後瘢痕拘縮（図 6）

1 歳時，電気湯沸かし器の湯で約 50％熱傷（Ⅰ〜Ⅲ度）を受傷し，頸部〜胸部〜腋窩部に植皮術を受けた．成長とともに腋窩部の拘縮が顕著となり，植皮の追加・Z 形成術などを受けいったん軽快したが，左腋窩の拘縮が再度進行した．全身麻酔下に腋窩部の拘縮を解除し，生じた欠損部を TDAP flap で被覆した．皮弁は完全生着し，身体の成長に伴って皮弁も大きくなり，拘縮の再発はない．

症例 3：80 歳，女性．右膝皮膚欠損（図 7）

転倒し右膝を石の角で挫滅し，近医で縫合されたが創縁が壊死に陥った．局麻下にデブリードマンののち，膝蓋腱の外側の 2 本の腱間穿通枝（intertendinous または tendocutaneous perforator；図 2）を血管柄とする皮弁で被覆した．皮弁採取部は一部を縫縮したが，緊張の強い部分は分層植皮を行った．皮弁は問題なく生着した．

症例 4：78 歳，女性．右大転子部褥瘡（図 8）

自宅で寝たきり状態であったが，褥瘡が悪化したために紹介となった．全身麻酔下にデブリードマンののち，大腿筋膜張筋を貫通する血管を茎とする皮弁（LCFAP-tfl）で被覆した．皮弁は問題なく生着した．

まとめ

穿通枝皮弁開発の歴史，定義と用語，解剖学的理論，生着域，挙上法について述べ，数例の実際の臨床例を供覧した．

参考文献

1) Yoshimura, M., et al.：Free vascularized fibular transport. J Bone Joint Surg Am. **65-A**：1295-1301, 1983.
   Summary　モニター皮弁を穿通枝皮弁として挙上している．

2) Song, Y. G., et al.：The free thigh flap：a new free flap concept based on the septocutaneous artery. Br J Plast Surg. **37**：149-159, 1984.
   Summary　ALT の最初の報告．併せて大腿前内側面・後面からの皮弁も記載．

3) Koshima, I., Soeda, S.：Inferior epigastric skin flap

without rectus abdominis muscle. Br J Plast Surg. **42**:645-648, 1989.
Summary 英文で穿通枝皮弁の概念を初めて報告した.

4) Angrigiani, C., et al.：Latissimus dorsi musculocutaneous flap without muscle. Plast Reconstr Surg. **96**:1608-1614, 1995.
Summary TDAP flap の最初の報告.

5) Koshima, I., et al.：Gluteal perforator-based flap for repair of sacral pressure sores. Plast Reconstr Surg. **91**:678-683, 1993.

6) Allen, R. J., Tucker, C. Jr.：Superior gluteal artery perforator flap for breast reconstruction. Plast Reconstr Surg. **95**:1207-1212, 1995.

7) Angrigiani, C., et al.：The adductor flap：A new method for transferring posterior and medial thigh skin. Plast Reconstr Surg. **107**:1725-1731, 2001.

8) Angrigiani, C., et al.：The dorsal scapular island flap：An alternative for head, neck, and chest reconstruction. Plast Reconstr Surg. **111**:67-78, 2003.

9) Hallock, G. G.：The medial circumflex femoral GRACILIS local perforator flap：a local medial groin perforator flap. Ann Plast Surg. **51**:460-464, 2003.

10) Blondeel, P. N., et al.：The "Gent" consensus on perforator flap terminology：preliminary definitions. Plast Reconstr Surg. **112**:1378-1382, 2003.
Summary 2001年ベルギーのゲントでの穿通枝皮弁の定義と用語に関する国際会議のまとめ.

11) Perforator flap（Vol. Ⅰ）Anatomy, Technique and Clinical Applications. Blondeel, P. N., et al., ed. 46-47, Quality Medical Publishing, St Louis, 2006.

12) Cormack, G. G., Lamberty, B. G. H.：The arterial anatomy of skin flaps. second edition. Churchill Livingstone, Edinburgh, Scotland, 1994.
Summary 血管造影に基づき筋膜皮弁・筋皮弁の血行を詳細に記載. 皮弁外科を行う者の座右の書(第2版).

13) Perforator flap（Vol. Ⅰ-Ⅱ）Anatomy, Technique and Clinical Applications. Blondeel, P. N., et al., ed., Quality Medical Publishing, St Louis, 2006.
Summary 全身の穿通枝皮弁の基礎から臨床まで詳細に記載された百科事典的な書(全2巻).

14) Niranjan, N. S., et al.：Fascial feeder and perforator-based V-Y advancement flaps in the reconstruction of lower limb defects. Br J Plast Surg. **53**:679-689, 2000.
Summary 筋膜に至る muscle perforator/septal perforator 以外の穿通枝の存在を示した.

15) Perforator flap（Vol. Ⅱ）Anatomy, Technique and Clinical Applications. Blondeel, P. N., et al., ed. 962-968, Quality Medical Publishing, St Louis, 2006.

16) Hallock, G. G.：Why not indirect nonmuscle perforator flaps? Plast Reconstr Surg. **118**:121-124, 2006.

17) 三鍋俊春：第3章皮弁：総論. 形成外科治療手技全書 形成外科の基本手技2. 波利井清紀, 野﨑幹弘監修. 73-90, 克誠堂出版, 2017.
Summary 過去の有用な論文をもとにわかりやすくまとめられており, これから穿通枝皮弁を始めようとする初心者は必読.

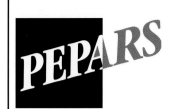

◆特集／STEP UP！Local flap
眼周囲で有用な局所皮弁
―皮下茎皮弁による再建方法―

野村　正*1　寺師浩人*2

Key Words：眼瞼(eyelid)，局所皮弁(local flap)，皮下茎皮弁(subcutaneous pedicle flap)，眼輪筋皮弁(orbicularis oculi musculocutaneous flap)

Abstract　腫瘍切除後や外傷によって生じた眼瞼の皮膚欠損創に対しては，原疾患，欠損部位，欠損範囲や年齢など様々な要素を包括的に勘案して再建方法を選択する必要がある．一般に，局所皮弁は色調や質感の点で植皮術に比べて優れている．眼周囲は血管のネットワークが豊富で多様な局所皮弁作成が可能である．このうち皮下茎を血行軸とした眼輪筋皮弁や外側眼窩皮弁は前進型や横転型とすることで皮弁移動時の自由度が高く，血流は安定しており，手技も容易であるため利用価値の高い皮弁である．

はじめに

　眼瞼は視覚や眼球の保護という機能を担うのみならず，個人を特徴づける器官の一つであり，整容面でも極めて重要な部位である．眼瞼の再建手術においては機能と形態の双方を回復させることを目的とするが，これらは互いに関連する要素である．つまり，「美しく自然な形態こそがよい機能ももたらす」ことを念頭に置いて治療に望むべきである．眼周囲の再建に用いられる皮弁はこれまでに数多くの方法が報告されている．本稿では，眼周囲の主に前葉再建において簡便で有用である皮下茎皮弁についてその適応と手術手技について述べる．

眼瞼の解剖学的特徴

　眼瞼は前葉(皮膚および眼輪筋)と後葉(瞼板，上眼瞼挙筋腱膜および結膜)が層状の構築を形成

---

*1 Tadashi NOMURA，〒650-0017　神戸市中央区楠町 7-5-2　神戸大学大学院医学研究科形成外科学，特命講師
*2 Hiroto TERASHI，同，教授

している．皮膚，脂肪層ならびに筋層はいずれも薄く，皮膚は睫毛側が最も薄く，眉毛方向に従って厚くなる[1]．

　血管は，睫毛付近の瞼板前方下縁にある辺縁動脈弓，瞼板上縁の末梢動脈弓，眼窩上縁付近眼輪筋上の浅眼窩動脈弓ならびに眼窩上縁付近眼輪筋下の深眼窩動脈弓の 4 本の動脈弓が存在する[2]．皮膚への血行は，浅眼窩動脈弓と辺縁動脈弓を連結する血管に依存するため，上眼瞼で局所皮弁を作成する場合はこれらの血管を温存するように努める[3]．一方，眼輪筋内には主要な血管が走行せず，深眼窩動脈弓と辺縁動脈弓を上下方向に連絡する血管を軸に，表層では一部逆行性に血流が流れるとされ，通常の筋皮弁の概念とは異なる[3]（図1）．

局所皮弁による眼瞼再建

1．Skin pedicle を温存した局所皮弁

　Conventional な皮弁として前進皮弁，横転(転位)皮弁や回転皮弁に代表される skin pedicle を温存した皮弁が挙げられる．このうち頬部回転皮弁は下眼瞼の再建手術において整容面で最も優れ

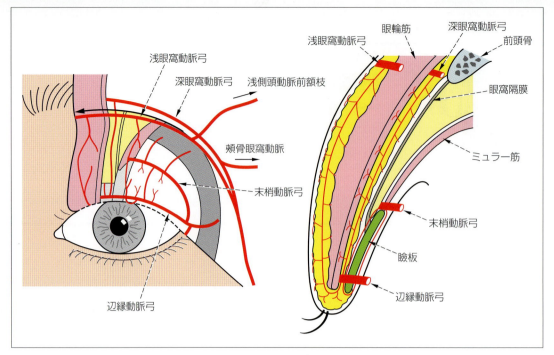

図 1. 眼瞼の動脈解剖
(左：Kawai, K., et al.：Arterial anatomical features of the upper palpebra. Plast Reconstr Surg. 113：479-484, 2004. より改変引用.
右：今西宜晶ほか：局所皮弁の基礎となる顔面の血行. 各種局所皮弁による顔面の再建 最新の進歩(改訂第2版). 田原真也編. 16-26, 克誠堂出版, 2009. より改変引用)

いている方法の一つである. 皮弁移動後の皮膚の歪みは耳後部などの目立たない部位で修正可能であり, 極めて有用性が高い. 一方で, 前進皮弁や横転皮弁では, 移動距離や皮弁移動後の skin pedicle 付近の皮膚の変形が目立つため, 眼瞼の再建では利用しづらく, 後述の皮下茎皮弁の方が利用しやすい.

2. 皮下茎皮弁

Skin pedicle を有しない皮弁で, 茎部は血管網を有する皮下脂肪や筋肉などで構成される. 移動形式は V-Y advancement flap を代表とする前進型や横転型がある(図3). 概念的な分類では, 眼輪筋を含むものは狭義には皮下茎皮弁とは異なるが, 主軸血管が明確でなく広義には皮下茎皮弁に含まれる. 眼瞼では皮下脂肪そのものが極めて薄いため, 眼輪筋を含めて皮下茎皮弁を作成することが多い. 血管茎として眼輪筋を含む眼輪筋皮弁[4)~6)]や頬骨眼窩動脈-頬骨顔面動脈-眼窩下動脈のネットワークを利用した外側眼窩皮弁[7)], さらに顔面動脈を利用した鼻唇溝皮弁などが利用できる.

皮下茎皮弁の利点欠点としては以下の点が挙げられる.

<利　点>
- 眼瞼付近は血流が豊富であり, 皮下茎皮弁でも血行が安定している.
- 欠損部に隣接する様々な部位で皮下茎皮弁が作成可能である.
- 皮下茎を軸として, 前進, 横転や回転させること可能であり, 皮弁移動の自由度が高い.
- 欠損部とほぼ同じ大きさの皮弁が利用でき, 必要な皮弁のトリミングが少ない.
- 皮弁移動に伴う皮膚の変形が比較的少ない.

<欠　点>
- 皮弁部の浮腫が遷延したり, trapdoor 様に皮弁が隆起したりすることがある.
- うっ血を生じることがある.

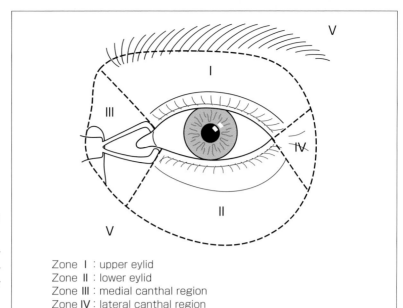

図 2.
Spinelli らが提唱した眼瞼の zone 分類
(Spinelli, H. M., et al.: Periocular reconstruction : a systematic approach. Plast Reconstr Surg. 91 : 1017-1024, 1993. より改変引用)

Zone Ⅰ : upper eylid
Zone Ⅱ : lower eylid
Zone Ⅲ : medial canthal region
Zone Ⅳ : lateral canthal region
Zone Ⅴ : outside zone Ⅰ to Ⅳ but contiguous with these zone

眼瞼部位別の術式について

Spinelli らは，眼瞼領域を subunit とも言える 5 つの zone に分類し，各々での再建方法について述べている[8]（図 2）．この分類のうち zone Ⅰ から Ⅳ における主に前葉再建について述べる．

Zone Ⅰ（上眼瞼）

残存する眼瞼挙筋や眼輪筋の運動機能を妨げないような再建がポイントとなる．瞼縁付近を含む欠損では，縫縮瞼縁付近の横径 1/4 以下の欠損であれば，瞼板粘膜を含めた全層で切除し，単純縫縮してもよい．さらに大きな欠損であれば，欠損部に隣接する内側あるいは外側に作成した V-Y advancement flap や眼窩外側からの眼輪筋皮弁さらには外側眼窩皮弁などを考慮する．

悪性黒色腫や Merkel 細胞癌などリンパ流を考慮すべき悪性腫瘍において，眼窩外側部の皮弁採取はリンパ流を損傷する恐れもあり，慎重に術式を決定すべきである．前額正中皮弁など前額部の皮弁は皮膚が厚いため第一選択とはならず，他の術式が不可能な場合のみ考慮する．

欠損が広範囲であれば，厚い皮弁よりも全層植皮の方が眼瞼の運動機能に有利なことや皮弁採取部の創閉鎖に問題が生じることなどから全層植皮の方が適している場合も少なくない．

Zone Ⅱ（下眼瞼）

上眼瞼とは異なり，重力に抗う十分な支持力が必要となる．単なる植皮では術後の拘縮で容易に外反を生じる可能性があり，積極的に皮弁を用いた再建を行う．

比較的小範囲の欠損であれば，V-Y advancement flap で対応可能である．これらの皮弁は水平方向のみならず，垂直方向にも作成可能であるが，尾側方向へ牽引されないよう注意が必要である．水平方向の V-Y advancement flap では睫毛側の膨隆であるいわゆる「涙袋」の再現がしやすい．

一方，広範囲であれば頬部回転皮弁が color および texture match の観点から極めて有用である．

Zone Ⅲ（内眼角）

内眼角部はなだらかに凹面を形成している．軟部組織は薄いため厚い皮弁は避けたい．V-Y advancement flap 型の移動形式が利用しやすい．上眼瞼からの眼輪筋皮弁や鼻側部からの鼻唇溝皮弁が適応となるが，眼輪筋皮弁では皮弁遠位部を可能な範囲で thinning すべきである．内眼角部では欠損が遊離縁に及ぶ場合，欠損の一端が V 字型になるため，この形状に皮弁を適合させる必要がある．V-Y advancement 型の鼻唇溝皮弁の近位側（V の先端）を内眼角の欠損部に適合させる

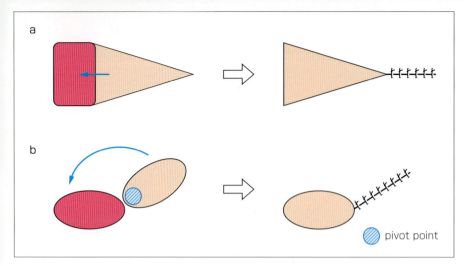

図 3.
代表的な皮下茎皮弁の移動様式
　a：V-Y advancement 型
　b：横転型

方法[9]が簡便で結果もよい(図 4-a)．拡大型の V-Y advancement flap とすることで[10]，皮弁移動距離を減じるだけでなく，この部位の凹面や内眼角部遊離縁の V 字型を容易に再現することが可能である(図 4-b，c)．

Zone Ⅳ(外眼角)

外側眼窩皮弁や眼輪筋皮弁など，外側からの皮弁が有用である．頰部回転皮弁も有用ではあるが，欠損が頭側寄りになると，生じる瘢痕で外眼角部がやや狭くなることがある．その場合は，Z 形成術などを追加する．

皮下茎皮弁の手術手技

1．前進型(V-Y advancement flap)

欠損の短径を長軸として欠損の長径と同じ幅の皮弁をデザインする(図 3-a)．皮弁の長さは欠損部短径の 2.5～3 倍程度の長さとする．皮膚切開後，遠位より皮下を剝離し，皮弁が欠損部に十分に到達できるまで剝離する．小さな皮弁では眼輪筋を皮弁内に含めなくても生着に問題はない．眼輪筋を含める場合は，皮弁全体に眼輪筋を含めると bulky となりやすい．薄い皮弁が必要な場合は，皮弁遠位部で眼輪筋上を剝離し，茎部付近で眼輪筋下を剝離するとよい(図 5-a)．

2．横転型

通常欠損部に隣接した部位で欠損部と同大の皮弁をデザインする．皮下茎は pivot point と呼ばれる皮弁移動の際の中心部となる(図 3-b)．Pivot point を軸に皮弁を水平方向に 180°回転させることも可能であり，移動の自由度が高い．皮膚切開後，皮弁遠位より pivot point 付近まで剝離を進める．眼輪筋皮弁では前進型と同様に必要とする皮弁の厚さに応じて眼輪筋上，眼輪筋下を剝離するが，皮下茎付近では必ず眼輪筋を含むようにする．

眼輪筋皮弁は上眼瞼に作成する場合，浅眼窩動脈弓や深眼窩動脈弓からの血流を利用し，上方茎とすることが可能である．また眼窩外側に皮弁を作成する場合は，外眼角付近に眼輪筋を含む血管茎をデザインする．

外側眼窩皮弁は眼輪筋を含まない皮下茎皮弁である．皮弁を眼窩外側にデザインし，上内側と下内側に皮下茎を作成する[7](図 5-c)．

術後合併症と対策

1．皮弁の腫脹，trapdoor 変形

周囲が瘢痕となるため，少なくとも 1 か月程度は腫脹が継続する．皮弁辺縁の瘢痕拘縮を軽減させる目的に，アフターケアとして，ハイドロコロイド粘着プレート(ピタシート®，アルケア社)を用いている．これは薄い板状で適度な硬度で支持性を有し，かつ透明で患部の視認性もよく，患者自身により簡便に着脱できる利点もあり，特に下眼瞼の再建後に有用である．

皮下茎皮弁の最大の欠点と言える trapdoor 変形は程度の差はあれ，どの症例でも生じる．Porfiris らは眼輪筋皮弁術後 17 例中 5 例で trapdoor 変形が生じたと報告している[11]．欠損に対して皮

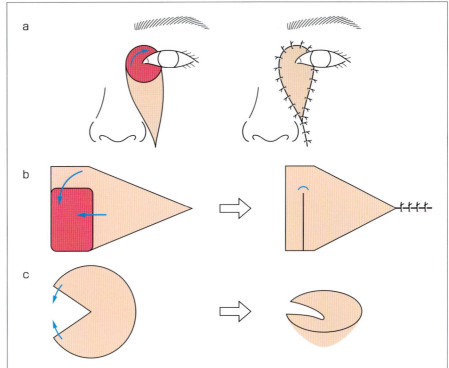

図 4.
a：内眼角への鼻唇溝皮弁
(黒川正人ほか：頰部皮下茎島状皮弁を用いた内眼角部の再建術. 形成外科. 44：385-389, 2001. より改変引用)
b：拡大型 V-Y advancement flap の模式図
(Terashi, H., et al.：Extended V-Y flap：patient reports and reconsideration. Ann Plast Surg. 38：147-150, 1997. より改変引用)
c：皮弁先端部を寄せることで，凹面が再現できる．

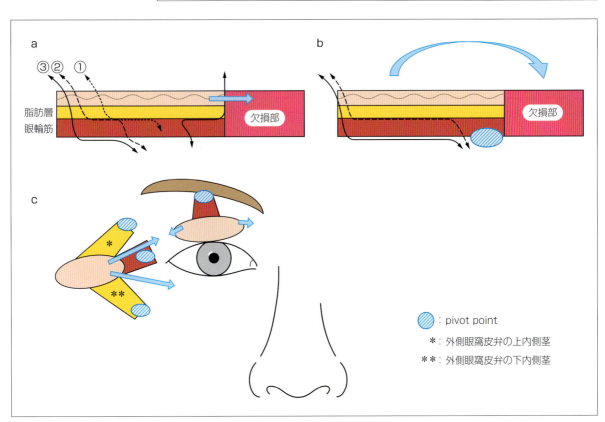

図 5．眼瞼で用いる皮下茎皮弁
　a：前進型の剝離方法のシェーマ．小さな皮弁では眼輪筋を含めなくてもよい(①)．眼輪筋皮弁では皮弁遠位部は眼輪筋上で剝離し，茎部付近で眼輪筋を含める(②)．全体に眼輪筋を含めると bulky となりやすい(③)．
　b：横転型の剝離方法のシェーマ．Pivot point 付近まで剝離を進める．前進型と同様，遠位部は眼輪筋上もしくは眼輪筋下を剝離するが，皮下茎付近では必ず眼輪筋を含むようにする．
　c：眼輪筋皮弁と外側眼窩皮弁の皮下茎

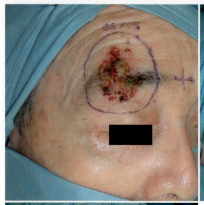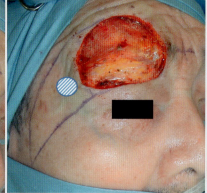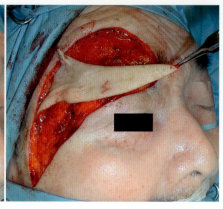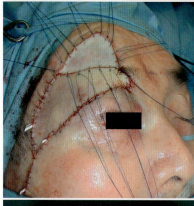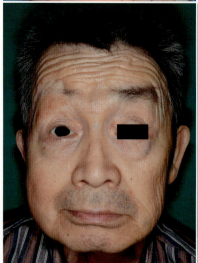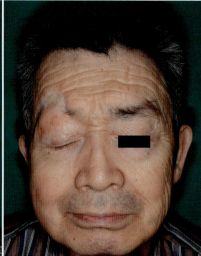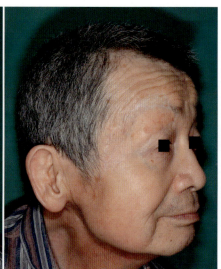

図 6.
症例 1
a：右眉毛の有棘細胞癌．切除デザイン
b：切除後と眼窩外側からの皮下茎皮弁のデザイン（斜線部は pivot point）
c：皮弁移動時．pivot point を中心に約 180°回転させ，さらに上内側へ移動させた．
d：創閉鎖後
e：術後 2 年，正面像，開瞼時
f：術後 2 年，正面像，閉瞼時
g：術後 2 年，側面像

島が決して余剰とならないよう欠損と同じ大きさとなるようにデザインする．また皮下茎に牽引されることで皮島辺縁が陥凹するため，皮島が緊張なく移動できる程度に皮下茎を剝離する．

2．うっ血

術後数時間で生じる．皮弁色が暗赤色となる程度の高度なうっ血では，皮島周囲の縫合糸を一部抜糸し，皮弁からのドレナージを促す目的でヘパリン加生理食塩水に浸したガーゼを患部に置く．通常 1〜2 日程度で改善する．

症　例

症例 1：上眼瞼
65 歳，男性（図 6）
右眉毛原発の有棘細胞癌で中央部に硬結がありその周囲に発赤を認めた（図 6-a）．全身検索では

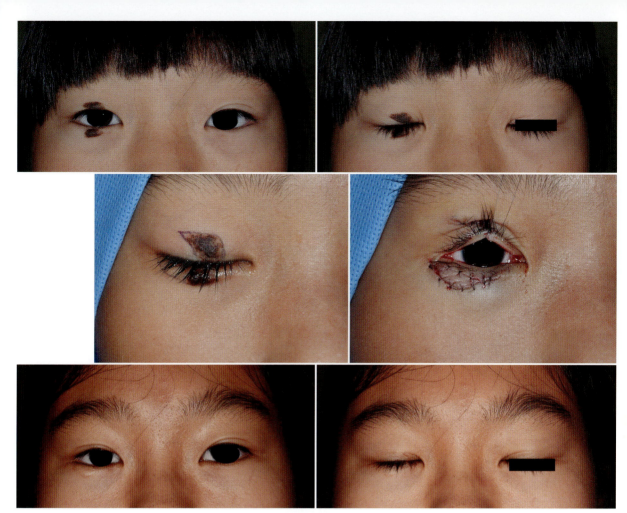

a	b
c	d
e	f

図 7. 症例 2
a：開瞼時
b：閉瞼時
c：デザイン
d：創閉鎖後
e：術後 2 年, 開瞼時
f：術後 2 年, 閉瞼時

明らかな転移は認めなかった．発赤のある部位より 1 cm の safety margin を取り深部は一部眼輪筋を含めて拡大切除を行った(図 6-b)．前額部のunit は鎖骨部からの全層植皮で再建し，上眼瞼のunit は，拡大型の外側眼窩皮弁で再建した．皮下茎は皮弁内側付近の頬骨眼窩動脈上付近に作成し，皮弁を 180° 近く横転させ，さらに上眼瞼内側方向へ前進させた(図 6-c, d)．術後皮弁は全生着し，整容的に一定の満足が得られる結果となった(図 6-e〜g)．

症例 2：上下眼瞼
8 歳，女児(図 7)

右上下眼瞼の分離母斑の治療目的で当科を受診した(図 7-a, b)．上眼瞼は一部後葉側を含めて全層性切除し，単純縫縮を行った．下眼瞼は病変を切除後，病変外側に眼輪筋を含まない皮下茎皮弁を作成し，内側方向へ前進させて創閉鎖を行った(図 7-c, d)．術後，皮弁は生着し，下眼瞼はいわゆる涙袋が再現されている(図 7-e, f)．

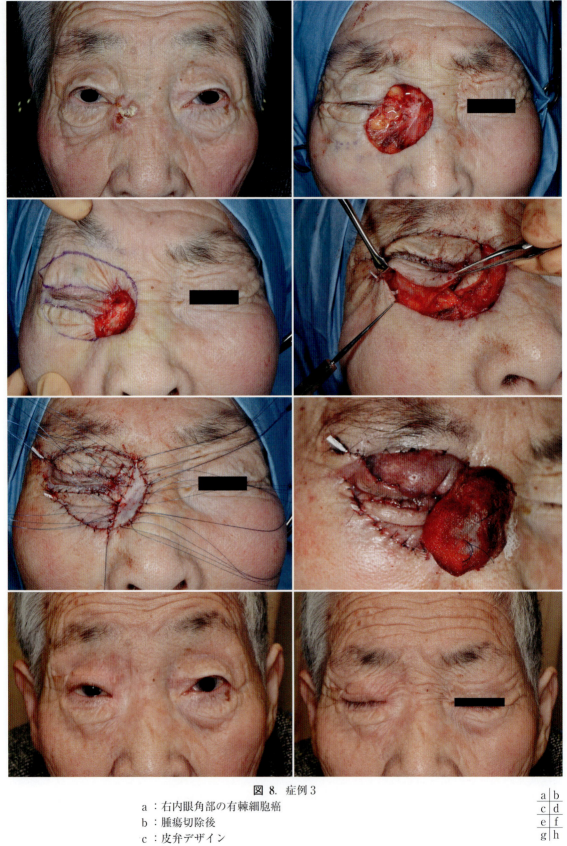

図 8. 症例 3
a：右内眼角部の有棘細胞癌
b：腫瘍切除後
c：皮弁デザイン
d：下眼瞼の眼輪筋皮弁挙上時
e：創閉鎖後
f：術後1日. 上眼瞼の皮弁に軽度のうっ血を生じている.
g：術後1年8か月, 開瞼時
h：術後1年8か月, 閉瞼時

症例 3：上下眼瞼および内眼角
85 歳，女性（図 8）

右内眼角の有棘細胞癌症例（図 8-a）．全身検索では明らかな転移は認めなかった．硬結のある部位より 1 cm の safety margin を取り深部は眼輪筋を，下眼瞼では一部涙小管を含めて拡大切除を行った（図 8-b）．永久固定標本で断端に腫瘍細胞がないことを確認し，二期的に再建を行った．切除後の潰瘍を新鮮化し，鼻側部の unit は鎖骨部からの全層植皮で再建し，上眼瞼～内眼角ならびに下眼瞼は V-Y advancement flap 形式の眼輪筋皮弁で再建した．上眼瞼は拡大型とし，皮弁先端のV字部分で内眼角の形態を再現した（図 8-c～e）．術後上眼瞼の皮弁に軽度のうっ血を生じたが（図 8-f），皮弁ならびに植皮は生着した．上眼瞼の余剰皮弁を局所麻酔下に切除した．術後開閉瞼は問題なく，整容的にも一定の結果が得られた（図 8-g, h）．

まとめ

眼瞼再建に用いられる皮弁の概要とともに主に眼輪筋を血行軸とした皮下茎皮弁について述べた．眼瞼における皮下茎皮弁は血行が安定していることや，欠損部に隣接する皮膚を利用することなどから利点が多い．また，V-Y advancement 型や横転型など皮弁移動に関しても自由度が高い．手術手技も比較的容易であり，眼周囲での有用な皮弁の一つである．

参考文献

1) Hwang, K., et al.：Thickness of Korean upper eyelid skin at different levels. J Craniofac Surg. **17**：54-56, 2006.
2) Kawai, K., et al.：Arterial anatomical features of the upper palpebra. Plast Reconstr Surg. **113**：479-484, 2004.
3) 今西宜晶ほか：局所皮弁の基礎となる顔面の血行．各種局所皮弁による顔面の再建　最新の進歩（改訂第 2 版）．田原真也編．16-26，克誠堂出版，2009.
4) Yoshimura, Y., et al.：Reconstruction of the entire upper eyelid area with a subcutaneous pedicle flap based on the orbicularis oculi muscle. Plast Reconstr Surg. **88**：136-139, 1991.
5) Okada, E., et al.：The V-Y advancement myotarsocutaneous flap for upper eyelid reconstruction. Plast Reconstr Surg. **100**：996-998, 1997.
6) Onoda, M., et al.：Full-thickness reconstruction using orbicularis oculi musculocutaneous flap raised from lateral orbital region. Ann Plast Surg. **64**：294-297, 2010.
7) Ogawa, Y., et al.：Application of the lateral orbital flap to reconstruction of the upper and lower eyelids and the eye socket after enucleation. Ann Plast Surg. **66**：360-363, 2011.
8) Spinelli, H. M., et al.：Periocular reconstruction：a systematic approach. Plast Reconstr Surg. **91**：1017-1024, 1993.
   Summary　眼瞼の zone 分類と再建方法についての報告．
9) 黒川正人ほか：頬部皮下茎島状皮弁を用いた内眼角部の再建術．形成外科．**44**：385-389, 2001.
10) Terashi, H., et al.：Extended V-Y flap：patient reports and reconsideration. Ann Plast Surg. **38**：147-150, 1997.
11) Porfiris, E., et al.：Full-thickness eyelid reconstruction with a single upper eyelid orbicularis oculi musculocutaneous flap. Ann Plast Surg. **57**：343-347, 2006.

◆特集／STEP UP！Local flap

口唇の局所皮弁
―赤唇 dry lip を含む欠損をどう再建するか―

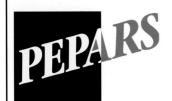

四ッ柳高敏[*1] 山下 建[*2] 山内 誠[*3]

Key Words：口唇(lip)，再建(reconstruction)，局所皮弁(local skin flap)，dry lip，エステティックサブユニット(aesthetic subunit)

Abstract 顔面での再建において，我々は常に局所皮弁による再建を第一選択としている．比較的大きな欠損に対して局所皮弁を行うにあたり，エステティックユニット，およびエステティックサブユニットの概念に従った再建が基本となるが，組織の犠牲も考慮し，症例によっては必ずしもユニットにこだわらずに，最小限の瘢痕となるよう心がけてもよい．大きな欠損を 1 つの局所皮弁で再建しようとすると難しく感じるが，サブユニットに合わせて欠損を分割し，複数の皮弁を組み合わせる，dog ear を上手に利用する，などを念頭に検討すると，よりよい再建が行える可能性がある．また，赤唇 dry lip の再建を要する症例では，残存する dry lip を上手に皮弁として利用し，wet lip の露出や，赤唇白唇境界線の不整を予防することを考慮する必要がある．今回頬部，白唇，赤唇 dry lip にまたがる母斑の症例に対し，考えられる再建方法，我々の行った術式を提示し，術式の選択に至る考え方を中心に述べた．

　口唇の欠損において，小範囲の再建を行う際には，基本的に局所皮弁が第一選択となることは論を俟たない．口唇の再建において，まず考慮すべき点として，エステティックユニット，またはエステティックサブユニットの概念が挙げられる．しかし，小範囲の欠損に対し，エステティックサブユニットに置き換えて再建すると，縫合線自体は目立ちにくいものの，皮弁や縫合線の範囲が広がり，組織の犠牲も大きくなる．一方，あくまで欠損の閉鎖のみを念頭に小皮弁で再建すると，創の範囲は小さくなるが，trapdoor 変形を生じたり，縫合線が目立つ可能性がある．

　さらに，口唇において種々の再建を行う際苦慮する部位として，dry lip が挙げられる．本来再建においては近傍組織，類似組織を利用するのが最も望ましいが，dry lip と同じ組織を得られる範囲は極めて限定されており，種々の論文を見ても，dry lip に必ずしも十分配慮した再建が行われているとは言い難い．

　本稿では，dry lip を含む皮膚欠損に対し 2 つの局所皮弁で再建した症例を提示する．恐らくこのような患者が受診した際，どのような術式を取ればよいか，特にエステティックサブユニットを考慮すべきか，dry lip をどう再建するかの 2 点において，どの形成外科医も悩む症例であると思われる．果たして自分であればどのような再建をするか？　我々が選択した術式は正解と言えるのか？　本症例には形成外科医が考慮すべき多くのエッセンスが詰まっていると思われるため，一緒に考えながら読んでいただければ幸いである．

[*1] Takatoshi YOTSUYANAGI，〒060-8543　札幌市中央区南 1 条西 16 丁目 291 札幌医科大学医学部形成外科，教授
[*2] Ken YAMASHITA，同，講師
[*3] Makoto YAMAUCHI，大阪狭山市大野東 377-2 近畿大学医学部形成外科，講師

症　例：3 歳，女児
右頬部，白唇，赤唇 dry lip に跨る色素性母斑（図 1）

考えられる術式

はじめに，一般的に選択される可能性がある術式を挙げる．

A．白唇～頬部
① 皮膚移植(鎖骨上等から採皮した全層植皮術)
多くの医師が選択する術式になるものと思われる．良好な生着が得られ，術後管理をしっかり行えば比較的良好な結果は得られるが，微妙な色調，質感の違いは残存し，局所皮弁には劣る．

② Serial excision
しばしば取れるだけ取る，という方針で分割切除を行う医師がいるが，このような範囲に対しては，最終的に口角の偏位をきたし，逆に最終的な修正に非常に苦慮するため，論外である．初診で治療方針を決める医師は最終結果までの予想をしっかり立てるべきである．

③ 局所皮弁(欠損隣接部からの横転皮弁，または双葉皮弁など)
大きな皮弁を作成すれば被覆は可能であるが，頬部に大きな瘢痕を残すことから選択肢とするには勇気がいる．

④ 局所皮弁(V-Y 皮弁)
通常欠損長に対し，2.5 倍の長さが必要とされる．皮膚欠損に合わせた長さで皮弁を作成すると，口角を越えて下方に瘢痕が長くなること，頬部に瘢痕ができ，鼻唇溝に一致しないことなどが問題となる．

⑤ エキスパンダーを利用した伸展皮弁
本法を念頭に置く医師も少なくないと思われる．しかし，年齢的に利用が難しいこと，エキスパンダーは頬部，または下顎部に留置するしかなく，大きな瘢痕を残すことは ① と同様である．また口角位置の偏位などの可能性もある．手術回数が増える．

⑥ 一旦皮膚移植→後日エキスパンダーによる再建
現年齢でのエキスパンダーが困難であるため，一旦皮膚移植を行っておき，将来的にエキスパンダーの利用を考えるのも一法であるが，皮膚移植のための donor site の犠牲を要し，⑤ と同様に大

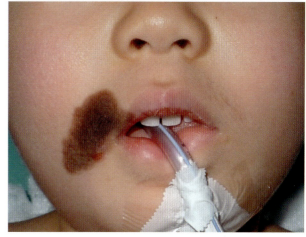

図 1．3 歳，女児．右頬部，上口唇色素性母斑

きな瘢痕は避けられない．

⑦ 遠隔皮弁(submental flap，または reverse facial artery flap[1)2)])
目立たない部位から移動でき，欠損に比較的近く，皮膚の性状も比較的類似していることから，本症においては有用な皮弁と思われる．しかし，顔面神経下顎縁枝の近くを操作することから，固定が困難な小児で選択することには疑問が残る．また，本症例は女児なので適応となるが，男性の場合は髭を有する部位であるため適応が限定される．

B．赤唇 dry lip
① 粘膜弁
欠損に隣接した口腔内の粘膜を進展皮弁として，または横転皮弁として欠損に移植．小範囲の欠損でもあり，多くの医師が選択する術式になるものと思われる．しかし，口腔内の粘膜は露出部位に置かれると，痂皮化，亀裂を生じやすく，また，周囲との性状の違いは残存する．

② 粘膜移植
口腔内粘膜を移植する．手技としては容易だが，① と同様の問題が生じる．

③ 舌 弁
年齢的に困難．二期的となり手術回数が増える．本症のような小範囲の欠損には適応となりづらい．また，dry lip 本来の性状とは異なる．

④ Dry lip の交叉皮弁
③ と同様に年齢的に困難．二期的となり手術回数が増える．他の術式に比べ侵襲は大きい．

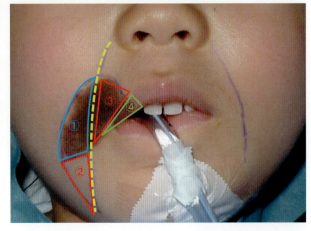

図 2.
母斑を 3 つのユニットに分割して術式を検討する.
黄色破線：鼻唇溝
① 頬部のユニット：切除縫合
② ① の切除により dog ear となる部分
③ 上口唇白唇部のユニット．同部を ② により再建
④ 二期的に再建を予定

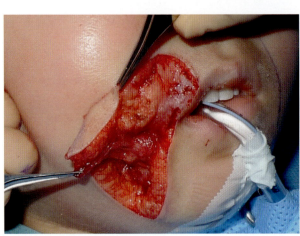 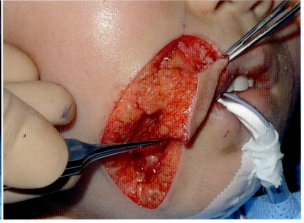

図 3. 初回手術　　　　　　　　　　　　　　　a｜b
a：口角下制筋の一部を含めた皮下茎皮弁を挙上
b：皮弁は欠損に容易に移動が可能であった．

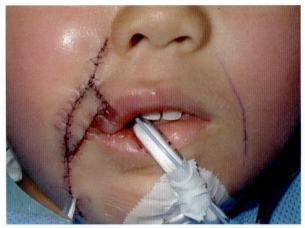

図 4. 初回手術終了時
口唇の偏位なく赤唇を除く再建が可能であった．外側の縫合線はほぼ鼻唇溝に一致している．

我々の選択した術式

A．方　針

　本母斑を，ユニットの境界線にて分割すると，頬部，白唇，赤唇の 3 つのユニットに分けられる．頬部のユニットの単独欠損であれば，直接縫合が可能な大きさと判断できる．そこで，頬部のユニットを縫合することにより，母斑の尾側に生じると思われる dog ear を，白唇ユニット切除後の欠損に，鼻唇溝部皮下茎皮弁として利用することとした．赤唇は二期的に治療する方針とし，これは赤唇欠損に隣接する dry lip 皮下茎皮弁により再建を行うこととした（図 2）．

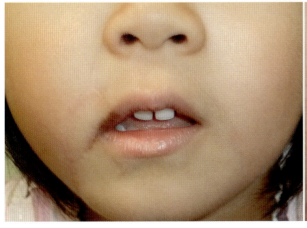
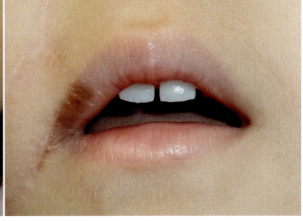

図 5. 初回手術後 1 年
a:瘢痕は目立たず最小限の瘢痕での再建が可能であった.
b:赤唇に残存する母斑. 外側でほぼ dry lip の全幅に存在している.

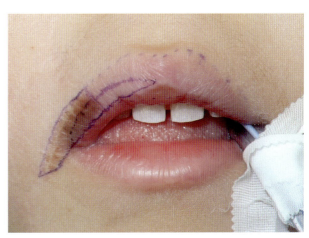

図 6.
2 回目手術
母斑の隣接部 dry lip にデザインした皮弁. 母斑の約 1/2 幅, 2/3 長の皮弁とした.

B. 初回手術

赤唇 dry lip を除く母斑を再発が生じないようわずかに周囲皮膚を含めて切除した. 頰部の母斑を縫合する際, 鼻唇溝に一致させた方向で行うと, 尾側に大きく dog ear が生じる. そこで dog ear に相当する部分を, 白唇の母斑の形態に合わせた皮弁としてデザインを行った. 母斑切除後, 皮弁を皮下茎皮弁として挙上した. この際, 血行の安全性を考え, 口角下制筋の一部を含めた. 顔面動静脈, 顔面神経などを損傷しないよう末梢側から挙上し, 皮弁が欠損に届くまで慎重に周囲組織の剝離を進めた(図 3-a, b). 皮弁採取部位を縫合し, 次にボリュームを修正しながら皮弁を縫合した. 鼻唇溝上で鼻翼側に向かって切開を伸ばし, 一部頭側の dog ear も切除することで, 欠損を縮小させた. 皮弁は緊張なく縫合でき, 縫合線の外側はほぼ鼻唇溝に一致した(図 4). 本手術により, dry lip を除く全ての皮膚欠損の再建が可能であった. 術後, 皮弁はうっ血などなく良好に治癒した.

C. 2 回目の手術

初回手術より 1 年後に施行した. 前回手術の瘢痕は成熟し, 目立たなかった. 口角や口唇の偏位, 変形は認めなかった(図 5-a). 上口唇外側 dry lip のほぼ全幅, および口角外側の前回手術で移動した皮弁辺縁に母斑が残存していた(図 5-b). 母斑に隣接する dry lip の中央側に母斑の 1/2 幅, 2/3 程度の長さで, 反転した形態の皮弁をデザインした. 皮弁は wet lip に接した位置に作成した(図 6).

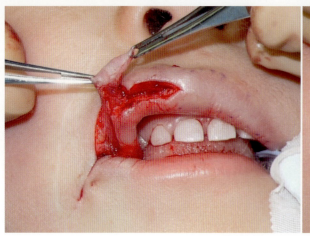
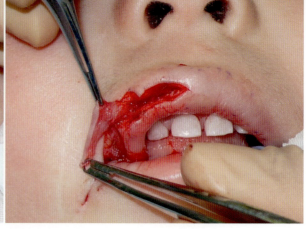

図 7. Dry lip 皮弁の挙上と移動
a：欠損隣接部に口輪筋を茎とした皮弁を作成，挙上
b：皮弁を 180°回転して欠損に移動した．

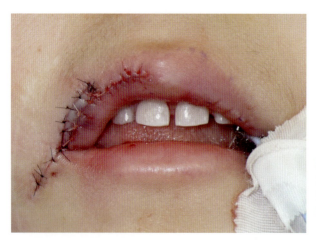

図 8.
2 回目手術終了時
対側に比べ再建側は全体に 1/2 幅の dry lip となっている．

皮膚切開後，欠損に近い側の口輪筋を皮下茎とする皮下茎皮弁を挙上した．180°反転し，欠損に移動した（図 7-a, b）．皮弁は問題なく縫合可能であった．皮弁の採取部位は縫縮した．Dry lip は患側で皮弁移植部位と採取部位が同幅となる再建が可能となった（図 8）．術後皮弁はうっ血などなく良好に治癒した．

現在術後 2 年の経過観察にて，母斑の再発は認められない．瘢痕は目立たず口唇の形態は良好である（図 9-a）．Dry lip は自然な外観を呈しており，術直後に比べ，皮弁，皮弁採取部位ともに dry lip 幅が広がっており，対側との左右差は目立たない（図 9-b）．

考　察

顔面での再建において，我々は常に局所皮弁での再建を第一選択として検討することとしている．比較的大きな欠損に対して局所皮弁を行うにあたり，我々が考えている重要なポイントして，

1) エステティックユニット，およびエステティックサブユニットの概念を念頭に置く
2) 大きな欠損ではサブユニットに合わせて分割して検討する
3) 複数の皮弁を組み合わせる
4) Dog ear を上手に利用する

が挙げられる．

エステティックサブユニットの概念は重要であ

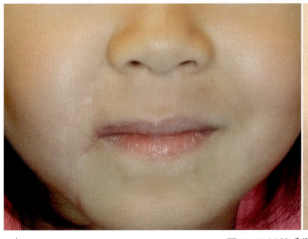
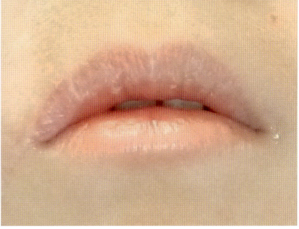

a｜b

図 9. 2回目手術後2年の状態
 a：上口唇は，左右対称で，瘢痕は目立たない．
 b：再建された dry lip，および皮弁採取部位ともに自然な外観を呈しており，
  左右で幅の違いは目立たない．

るが，これに拘りすぎると皮弁自体が大きくなり，瘢痕も大きくなってしまう．高齢者では皮膚に余裕があり，ユニットの境界部で傷が目立ちにくいことから積極的に行ってよいが，特に若年者では瘢痕が目立ちやすいことから，最小限の瘢痕とすることも同時に考慮すべきである．したがって，ユニットの境界線に合わせるよう最大限の努力はするが，皮弁採取部位の瘢痕も含め，瘢痕の範囲にも留意して術式を選択するのがよいと考えている．また，一見局所皮弁ではとても無理と思われるような欠損であっても，ユニットの境界線で欠損を分割して，複数の皮弁による再建を考慮してみると，意外と可能な術式が見えてくることがある[3]．境界線に一致した瘢痕は目立たず，さらに，dog ear を利用することで，皮弁の採取による瘢痕を少なくする効果がある．

　口唇の再建においては，皮膚のみの欠損であれば，整容面を重視すればよく，また，筋層を含む欠損であれば機能面も考慮する必要がある．さらにはどの位の範囲か，また，口角や赤唇を含む欠損なのか，など，多様な状況が考えられる．したがって口唇の再建方法として文献検索を行うと，大量の再建法が報告されており，各術者の主張も多様である．しかし，上口唇全再建，または下口唇全再建ともに，局所皮弁のみで十分再建可能であり，遠隔皮弁はそれを越える欠損に限定すべき（または一旦遠隔皮弁で口腔内を含む再建後，後日局所皮弁で見える部分は置き換えるべき）と考え，我々はこれまで，口唇の広範な欠損に対し，エステティックユニットと筋再建を考慮した整容的にも機能的にも有用な術式を開発報告してきた[4)~7)]．さらに，赤唇の再建，特に dry lip をどう再建するかは重要なポイントとなる．Dry lip を wet lip で再建しても，外観が異なるだけでなく，痂皮化や亀裂などの愁訴が生じ，これは時間を経ても改善しない．さらに女性では粘膜で再建した赤唇には口紅がのらないという問題も生じる．したがって，dry lip はできる限り dry lip で再建することを検討すべきである[8)9)]．

　さて，本稿で提示した症例に対して考えられる術式を冒頭に羅列してみたが，術者によって多様な選択が考えられる．我々が選択した術式について検討すると，

1）欠損をサブユニットの境界線（本症例では鼻唇溝と赤唇縁）に合わせて3つの欠損に分割
2）二つの皮弁を組み合わせて再建
3）頬部欠損を縫合することで生じる dog ear を皮弁に利用
4）Dry lip は dry lip で再建する

という点がポイントとなる．鼻唇溝部に皮弁の外縁を一致できたこと，dog ear を利用したことにより，瘢痕は最小限にできたものと考えられる．

Dry lip で再建した赤唇は自然であり，他の再建法では決して出せない自然な外観となっている．なお，理由は不明であるが，dry lip を半分の幅で再建しているにも関わらず，2 年の経過でほぼ対側と同等の幅に広がっていることがわかる．

　局所皮弁とは，限られた近傍の組織を利用して行う手術であるが，そのデザインの形，大きさ，移動方法，血管の有無，茎の取り方など無限大の可能性を有している．例えば皮下茎皮弁は，同じデザインであっても，茎は周囲 360° または底部に置くことができ，そのバリエーションは数えきれない．一方，得られる局所皮弁の大きさには限界があり，大きな欠損を被覆するには綿密な計画とイメージが重要となる．一歩計算を間違うと，創を閉鎖しきれずに，皮膚移植の追加を要するという結果になりかねず，熟練した医師が行って初めて成立する高度な技術であることを忘れてはいけない．

　いずれにしても，局所皮弁とは，他科の医師には容易にまねできない高い技術であり，それはすなわち形成外科にとって大きな武器となる再建術式である．そして，我々は，できる限り多くの引き出しを持つと同時に，患者に合わせて適切な，または新しい手段を選択していくことが重要である．

参考文献

1) Yamauchi, M., et al.：Reverse facial artery flap from the submental region. J Plast Reconstr Aesthet Surg. 63：583-588, 2010.
　Summary　逆行性顔面動脈皮弁による再建の報告．
2) Martin, D., et al.：The submental island flap：a new donor site. Anatomy and clinical applications as a free or pedicle flap. Plast Reconstr Surg. 92：867-873, 1992.
　Summary　Submental flap の基本的な術式の報告．
3) Yotsuyanagi, T., et al.：Reconstruction of large nasal defects with a combination of local flaps based on the aesthetic subunit principle. Plast Reconstr Surg. 107：1358-1362, 2001.
　Summary　外鼻の広範欠損に対し，エステティックサブユニットを考慮し欠損を分割，複数の局所皮弁の組み合わせにより行う再建法．
4) Yamauchi, M., et al.：Estlander flap combined with an extended upper lip flap technique for large defects of lower lip with oral commissure. J Plast Reconstr Aesthet Surg. 62：997-1001, 2009.
　Summary　Estlander flap を改良することで口角位置の偏位を予防した．
5) Yamauchi, M., et al.：One-stage reconstruction of a large defect of the lower lip and oral commissure. Br J Plast Surg. 58：614-618, 2005.
　Summary　口角を含む広範口唇欠損に対する一期的再建法の報告．
6) Yotsuyanagi, T., et al.：Functional reconstruction using a depressor anguli oris musculocutaneous flap for large lower lip defects, especially for elderly patients. Plast Reconstr Surg. 103：850-856, 1999.
　Summary　下口唇全層欠損に対する口角下制筋を利用した皮弁による動的再建法．
7) Yotsuyanagi, T., et al.：Functional and aesthetic reconstruction using a nasolabial orbicularis oris myocutaneous flap for large defects of the upper lip. Plast Reconstr Surg. 101：1624-1629, 1998.
　Summary　上口唇全層欠損に対しエステティックユニットに一致し，機能再建も可能とする新術式の報告．
8) Suda, T., et al.：Reconstruction of a red lip that has a defect in one half, using the remaining red lip. J Plast Reconstr Aesthet Surg. 62：e570-e573, 2009.
　Summary　赤唇 dry lip の欠損に対し，dry lip 局所皮弁により再建を行った報告．
9) Yotsuyanagi, T., et al.：New technical method to correct secondary vermilion deformities with cleft lip. J Plast Reconstr Aesthet Surg. 2018：in press.
　Summary　口唇裂術後の wet lip の露出に対し，dry lip を利用した皮弁により再建を行った報告．

好評書籍のご案内

カラーアトラス

乳房外Paget病
―その素顔―

著者：熊野公子、村田洋三
（兵庫県立がんセンター）

目　次
- 第Ⅰ章　乳房外Paget病とserendipityの世界
- 第Ⅱ章　乳房外Paget病の興味深い基礎知識
- 第Ⅲ章　乳房外Paget病の素顔に出会う術
- 第Ⅳ章　男性の外陰部乳房外Paget病の臨床パターン
- 第Ⅴ章　女性の外陰部乳房外Paget病の臨床パターン
- 第Ⅵ章　発生学から乳房外Paget病を俯瞰する：多様な皮疹形態の統一的理解
- 第Ⅶ章　外陰部以外の乳房外Paget病の特徴
- 第Ⅷ章　稀に出会う興味深い症例
- 第Ⅸ章　乳房外Paget病の鑑別診断
- 第Ⅹ章　乳房外Paget病の手術治療の進め方
- 第Ⅺ章　進行期の乳房外Paget病の話題

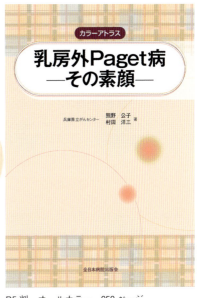

B5判　オールカラー　252ページ
定価（本体価格9,000円＋税）
ISBN：978-4-86519-212-4 C3047

　乳房外Paget病とは何か？　謎に満ちたこの腫瘍の臨床的課題に長年にわたって全力をあげて取り組み、数々の画期的業績を上げてこられた著者らが待望の書籍を刊行した。臨床に即した実践的内容の書物であるが、最近はやりの安直・マニュアル本とはまったく異なる。本書は乳房外Paget病を扱いながらも、その思想は広く医療の全般に通底する。皮膚腫瘍学のみでなく、臨床医学の思考能力を深め、実践的力量を高めるうえで必読の名著である。

（斎田俊明先生ご推薦文より抜粋）

　本書は熊野公子、村田洋三の名コンビによるおそらく世界初の、Paget病に関する総説単行本である。
　最近はEBM（Evidenced Based Medicine）という言葉がはやりだが、私（大原）は文献報告を渉猟・集積しただけでは真のEBMではないと考えている。本書のように、長年にわたる多数例を自らが経験すればこそ、そのなかから普遍的な真理が演繹的に導き出されるのである。
　両先生のライフワークである本書の完成を心から喜ぶものである。

（大原國章先生ご推薦文より抜粋）

全日本病院出版会

〒113-0033　東京都文京区本郷3-16-4
Tel：03-5689-5989　　Fax：03-5689-8030
http://www.zenniti.com

◆特集／STEP UP！Local flap

外鼻・耳介周囲で有用な局所皮弁

漆舘聡志[*1] 齋藤百合子[*2]

Key Words：外鼻再建（nasal reconstruction），耳介再建（auricular reconstruction），局所皮弁（local flaps），軟骨皮膚弁（chondrocutaneous flap），エステティックユニット（aesthetic unit）

Abstract　外鼻と耳介再建に有用な局所皮弁について述べる．どちらも整容面での配慮が必要なことはもちろんだが，再建にあたっては複雑な三次元構造を維持できる強度も必要である．このため再建の際には可能な限り局所皮弁での再建が望まれる．いずれにおいても様々な局所皮弁が報告されており使用する皮弁の選択に迷うこともある．使用する局所皮弁を選択する際には，欠損の大きさと部位，ならびに軟骨欠損の有無などを考慮すること，そしてそれぞれの局所皮弁の特性を十分理解しておくことが重要である．また欠損の大きさによっては遊離皮弁などを考慮しなければならない症例もある．しかしこのような場合でも複数の局所皮弁を組み合わせて再建を行うなどの工夫をすることで局所皮弁での再建が可能となり得る．再建方法の選択肢が多ければ多いほど局所皮弁での再建が可能となり，良好な結果が得られると考えられるため，より多くの局所皮弁に精通することが必要である．

はじめに

外鼻および耳介再建に有用な局所皮弁について述べる．どちらも立体的で目立つため，再建にあたっては整容面での配慮が必要なことはもちろんだが，複雑な三次元構造を維持できる強度も必要である．このため可能な限り局所皮弁での再建が望まれる．いずれにおいても様々な局所皮弁が報告されており，局所皮弁の選択に迷うこともある．使用する局所皮弁を選択する際には，欠損の大きさと部位，軟骨欠損の有無などを考慮することが重要である．またそれぞれの局所皮弁の特性を十分理解しておくことも必要である．外鼻，耳介ともに有用性の高い局所皮弁を中心に，局所皮弁での再建例を提示しながら解説する．

外鼻で有用な局所皮弁

＜基本方針＞

外鼻は顔面の中央に位置し，注目を集める部位である．再建にあたってはユニット原理を考慮した再建が重要である[1)~3)]．我々は欠損部の部位と大きさによって再建方法を選択している．またこの際に再建後の質感を合わせるうえで Burget らの Zone 分類が参考になる[4)]．

外鼻のサブユニットとしては西洋人に適した Burget らのサブユニット[1)]，東洋人に適した Yotsuyanagi らのサブユニット[2)]などがある．またサブユニットを更に細分化した丸山らのミニユニット，更には個人の特性に合わせた individual subunit などが提唱されており[3)]，症例に合わせて選択するとよい．

サブユニット内におさまる小欠損ではサブユニット内の小皮弁での再建が適している．この場合には Zone が一致するため，質感も良好である．サブユニットの 1/2〜2/3 以上の欠損ではサブユニット全体の再建を考慮してよいとされる．鼻根

[*1] Satoshi URUSHIDATE，〒036-8562　弘前市在府町5　弘前大学医学部形成外科，教授
[*2] Yuriko SAITO，同，助教

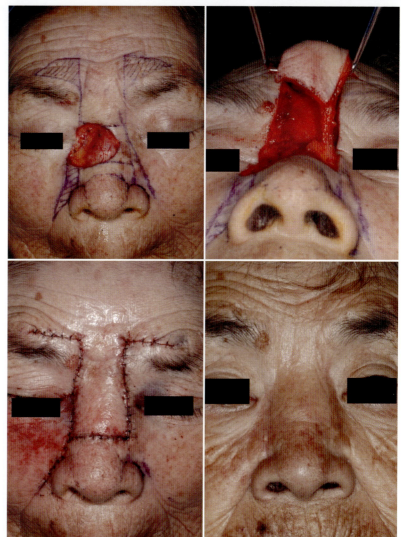

図 1.
a：87 歳，女性．鼻背基底細胞腫切除後の欠損に対して Rintala 皮弁をデザインし，左眼角動脈を付加することとした．鼻背の追加切除を行うとともに，右頬部からの進展皮弁も併用してユニットに縫合線が合うようにした．
b：温存した左眼角動脈
c：手術終了時．縫合線はユニットに一致している．
d：術後約 1 年 4 か月．瘢痕は目立たず鼻形態も良好である．

部から鼻背では Rintala 皮弁[5]や頭側からの V-Y 皮弁などが有用である．側壁に近い部分では鼻唇溝皮弁や頬部からの伸展皮弁が使いやすい．鼻尖部では axial frontonasal flap[6]などの鼻背皮弁のほかに我々は逆行性顔面動脈皮弁[7]を用いている．鼻翼部は鼻唇溝皮弁のよい適応である．サブユニットをまたぐような広範囲欠損では局所皮弁を組み合わせた再建や，前額皮弁，遊離皮弁を考慮する必要がある．以下，有用性の高い局所皮弁について述べる．

1．Rintala 皮弁

額部正中に作製した長方形の皮弁を尾側へ伸展して欠損部を閉鎖する．鼻根部から鼻背頭側の欠損がよい適応で，必要に応じて眉毛上や内眼角部で Bürow の三角を作成して伸展する．Rintala 皮弁は左右対称性が得られ，縫合線をユニットに合わせやすいため，整容的に良好な結果が得られやすい．しかし皮弁の移動量が不十分な場合には，鼻尖の挙上や鼻根部の平坦化が生じたりすることがあるため注意が必要である．これらの予防のためには，皮弁基部で十分に剝離を行う，皮弁裏面と骨膜にアンカー縫合を行うなどの工夫が必要である．日本人において Rintala 皮弁で閉鎖可能な欠損は 2～3 cm 程度とされており，それ以上の欠損であれば他の皮弁を考慮する．鼻尖部の欠損に対して長い Rintala 皮弁を用いた報告もみられるが，一般的には皮弁基部の幅と皮弁の長さは 1：2 程度までがよいとされている．長い皮弁を用いる場合には眼角動脈や外側鼻枝を含める工夫も有効である（図 1）．

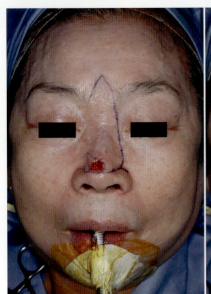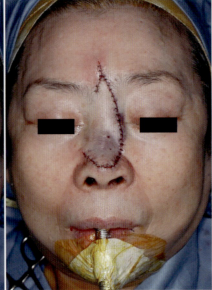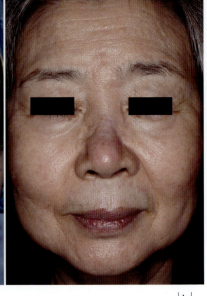

図 2.
a：67 歳，女性．鼻尖部基底細胞腫切除後の欠損に対して axial frontonasal flap をデザインした．
b：手術終了時
c：術後約 6 か月．鼻形態は良好で，瘢痕は目立たない．

2．Axial frontonasal flap（AFN flap）

鼻背尾側〜鼻尖部の欠損に有用な皮弁である．欠損部と同側の鼻背動静脈を栄養血管として内眼角部を茎として挙上し，血流は非常に安定している．皮弁茎の対側では SMAS 上で，他は軟骨膜上，骨膜上で剝離する．軟骨膜上，骨膜上は剝離しやすく，比較的容易に皮弁の挙上が可能である．皮弁のデザインをする際に，移動後の縫合線がユニットに極力一致するよう工夫する．皮弁移動後，欠損部頭側の dog ear を適宜修正して縫合固定する．欠損部が 2 cm 程度までであれば本皮弁のよい適応であるが，これを超える欠損の場合には鼻尖や鼻翼が挙上するおそれがあり注意が必要である（図 2）．

3．鼻唇溝皮弁

鼻唇溝部に作成する局所皮弁で，皮弁採取後の縫合線を鼻唇溝に一致させると瘢痕が目立たない．顔面動脈を含める有軸皮弁と含めない無軸皮弁が挙上可能である．また上方茎，下方茎，皮下茎のいずれでも挙上可能であり，鼻背側壁，鼻翼の再建に有用である．無軸皮弁の場合には皮下血管網を含めて挙上すると血流は安定しており，茎の幅の 4 倍程度の長さまで安全に挙上可能である．皮膚茎で移動すると皮弁基部に立体変形が生じて二次修正が必要となる場合がある．皮下茎として挙上するとこのような変形は生じにくいが，皮下茎部が膨隆しないように注意する（図 3）．

4．頰部進展皮弁

鼻背側壁欠損には頰部からの進展皮弁が有用である．頰部に近い側壁欠損であれば患側の頰部からの進展皮弁が適応となり，縫合線もユニットに合わせやすい．しかし欠損部が正中に近い場合，患側からの進展のみでは縫合線が正中付近となり目立ちやすくなる．このような場合には健側の鼻背皮膚も進展させて縫合線を正中からずらしたり，症例によっては鼻背に横切開を加えて健側からの進展皮弁を作成し，縫合線をユニットに合わせるようにすると瘢痕が目立ちにくくなる．進展した頰部皮弁がテント状にならないよう適宜アンカリングを行う（図 4）．

5．逆行性顔面動脈皮弁

逆向性顔面動脈皮弁は下顎部から顔面動静脈を茎として逆向性に挙上する動脈皮弁で，皮弁採取部位が目立ちにくいのが利点である．下顎部で顔

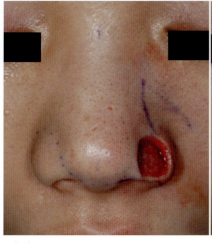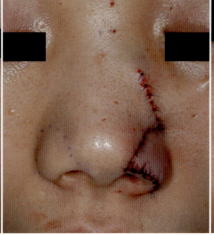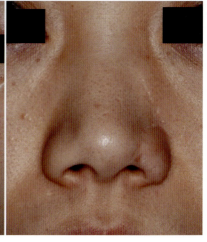

a|b|c

図 3.
a：32 歳，女性．左鼻翼有棘細胞癌切除後の皮膚欠損．下方茎の鼻唇溝皮弁をデザインした．
b：手術終了時．サブユニットに合わせて追加切除し，ユニット全体を再建した．術後瘢痕拘縮で縮小することを見込んでやや大きく再建した．
c：術後 3 年半．鼻翼形態良好で大きさの左右差も認めない．瘢痕もユニットに合っており目立ちにくい．

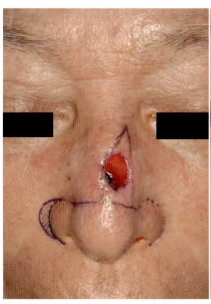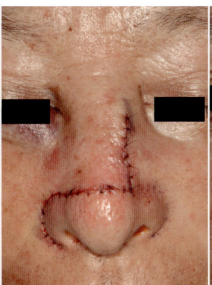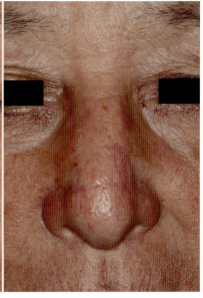

a|b|c

図 4.
a：77 歳，男性．鼻背有棘細胞癌切除後の欠損．患側からの進展皮弁では縫合線が正中となってしまうため，健側からの進展皮弁をデザインした．
b：手術終了時．縫合線をユニットに一致させた．
c：術後約 6 か月．鼻形態は良好でユニットに合った縫合線は目立たない．

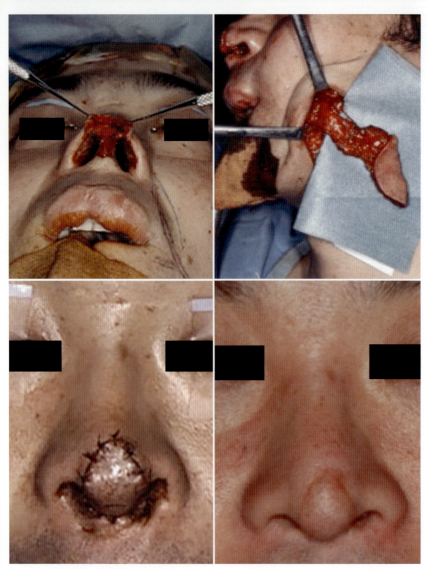

図 5.
a：32 歳，男性．外傷後の鼻尖瘢痕拘縮を解除して生じた組織欠損
b：逆行性顔面動脈皮弁を挙上した．
c：手術終了時．鼻尖まで皮下トンネルを作成して皮弁を固定した．
d：術後約 5 年．鼻尖形態は維持されており，患者は満足している．

面動脈を確認し，これを含むように皮島をデザインする．皮弁の末梢から皮島に広頚筋を含めて挙上し始める．中枢側の皮下茎内に顔面動静脈を確認し，血管を皮下茎に含めるようにして顔面動静脈を結紮切離する．ここから十分な移動距離が得られるまで末梢側に向かって顔面動静脈周囲を剝離する．鼻部の欠損部まで皮下トンネルを作成し皮弁を移動する(図 5)．

耳介で有用な局所皮弁

<基本方針>

耳介もまた複雑な三次元形態を有し，再建にあたっては拘縮による変形を回避しなければならないため，局所皮弁の有用性が高い．局所皮弁を選択する際には，欠損の部位と軟骨欠損の有無がポイントとなる．軟骨欠損がない場合には皮膚のみの再建でよいが，耳輪，対耳輪の軟骨欠損がある場合には軟骨再建も必要となる．また耳介皮膚の血流は比較的良好であるが，耳介周囲に局所皮弁を作成する際には Park ら[8]の報告した耳介の血管解剖を参考にして，血流を十分維持できるデザインにすることが重要である．

耳甲介の再建には後耳介皮弁が有用である[9]～[13]．耳甲介の皮膚欠損で軟骨膜が温存されていれば植皮も可能であるが，ダウンタイムが短いため，我々は後耳介皮弁を多用している．軟骨欠損のない耳輪再建には耳後部からの局所皮弁が有用である．軟骨欠損がある場合，小欠損であれば

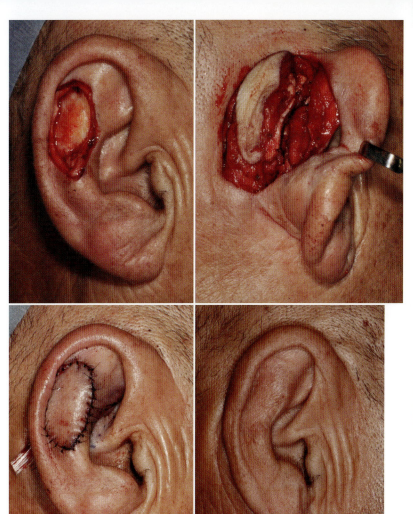

図 6.
a：79 歳，男性．対耳輪有棘細胞癌切除後の軟骨を含む組織欠損
b：後耳介軟骨皮膚弁を挙上した．
c：手術終了時，軟骨を欠損部に固定後，皮弁を縫合した．
d：術後約 2 年．耳介の形態は良好で，色調，質感ともに良好である．

Antia らの報告した chondrocutaneous advancement flap[14]が有用である．比較的大きな軟骨欠損で欠損が 1/3 程度までであれば耳甲介軟骨皮膚弁での再建が可能である．それ以上の欠損となれば肋軟骨移植を考慮する必要が出てくる．

また組織欠損ではないが，埋没耳の手術に対しても局所皮弁は有用である．我々は Yotsuyanagi らが報告した large Z-plasty[15)16)]を用いて埋没耳手術を行っており，良好な結果を得ている．

1．後耳介皮弁，後耳介軟骨皮膚弁

後耳介皮弁は後耳介動脈を茎部に含む皮下茎皮弁で，安定した血流を持つ．上方茎，下方茎，皮下茎のいずれでも挙上可能であるが，上方茎ではうっ血をきたしやすい傾向がある．後耳介皮弁の利点としては耳前部と色調，質感が合うこと，皮弁採取部が目立たないことなどが挙げられる．皮弁は耳介側頭溝をまたぐようにデザインする．

耳甲介再建のために皮下茎として挙上する場合，耳介後面では軟骨膜上で，側頭側では茎となる皮下組織を含めて挙上する．軟骨を開窓して皮弁を耳前部に移動するが，剝離はさほど必要なく，皮弁を 90°前方に起こすようにすると容易に移動可能である．茎部の剝離を最小限にすると皮弁が後方へ牽引され，耳甲介の深さがよく再現できる[9)11)]．

また本皮弁は軟骨を含めて軟骨皮膚弁とすることが可能である．下方茎で対耳輪に移植する場合，皮島は耳介側頭溝を中心にデザインし，耳甲介から軟骨を採取する．皮下茎に後耳介動脈を含めた

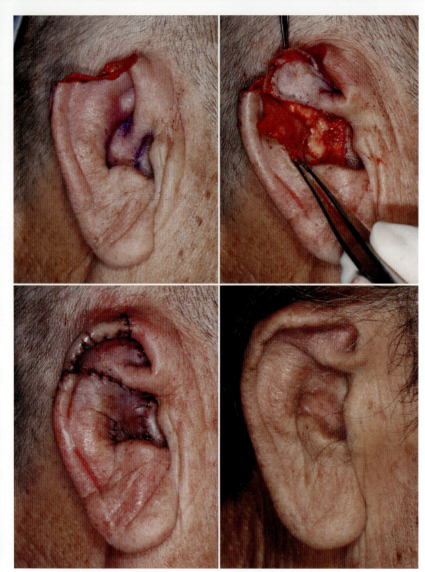

図7.
a：81歳，男性．右耳輪有棘細胞癌切除後の耳輪全層欠損に対して耳甲介軟骨皮膚弁をデザインした．
b：耳甲介軟骨皮膚弁を移動したところ．耳輪となる部分は軟骨を広めに採取している．
c：手術終了時．耳輪の軟骨露出部は耳後部からの局所皮弁で閉鎖している．耳甲介には後耳介皮弁が移植されている．
d：術後約9か月．耳輪の形態は維持されている．

動脈皮弁として挙上し，中枢側へ剝離を進めて十分な可動性を得る．本皮弁は応用範囲が広く耳輪脚部，耳垂の再建も可能である[10)11)]．皮弁採取部位は直接縫合可能であるが，欠損が大きい場合には局所皮弁や皮膚移植で閉鎖する(図6)．

2．耳甲介軟骨皮膚弁

軟骨欠損を伴う耳輪の再建は，耳輪上部と耳輪中央に分けて考えるとよい．

耳輪上部の1/3欠損に対しては耳輪脚部を茎とした耳甲介軟骨皮膚弁が適応となる[12)]．浅側頭動脈上耳介枝を含む耳輪脚部を茎として，耳甲介軟骨とともに皮弁を挙上する．皮弁を耳輪上部の欠損部へ移行し，これにより生じた耳甲介の欠損部には後耳介皮弁を移行する．耳甲介軟骨皮膚弁の耳輪となる部分は軟骨を広めに採取しておき，この軟骨を耳後部からの局所皮弁を折り返して被覆すると自然な形態となる(図7)．

耳輪中央部の1/3欠損に対しては全層の耳甲介軟骨皮膚弁が適応となる．耳甲介軟骨皮膚弁を前後面の皮膚を含めた皮下茎皮弁として挙上して耳輪部へ平行移動する．この皮下茎には後耳介動静脈を含むように挙上する．これにより生じた耳甲介の欠損部には後耳介皮弁を移行する[13)]．

3．Large Z-plasty

我々は埋没耳に対してlarge Z-plastyによる耳介形成術[15)16)]を行っており，Z形成術の持つ距離

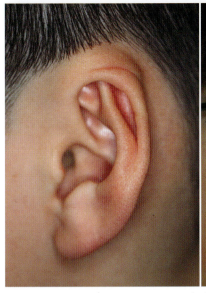
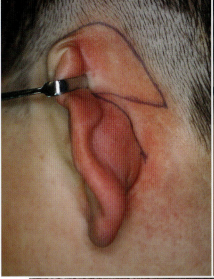
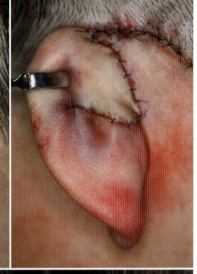
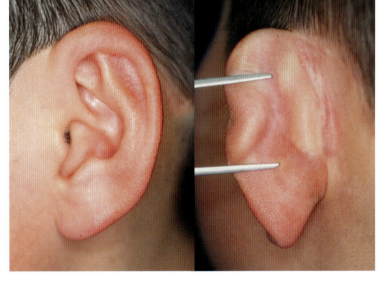

a	b	c
d		

図 8.（文献 16 より引用改変）
a：5 歳，男児．左埋没耳
b：Large Z-plasty のデザイン．皮弁移動後耳後部を被覆する側頭部の皮弁を大きくデザインする．
c：手術終了時．耳介形態は改善している．
d：術後約 2 年．耳介形態は良好に維持されている．

延長効果と立体効果により良好な結果が得られている．

　まず耳介を用手的に引き出した際の耳介基部の点を取り，ここから生え際に沿って側頭部の三角弁をデザインする．三角弁の頂点から舟状窩後面に向かってデザインを進め，舟状窩から耳介側頭溝に向かって耳介後面の三角弁をデザインする．皮弁移行後耳介後面を被覆する皮弁が大きくなるように，側頭部の皮弁を大きく取るとよい．耳介後面では軟骨上で皮弁を挙上し，側頭部ではこれに連続する脂肪層を含む層で皮弁を挙上する．上耳介筋や軟骨の変形の処理をした後，皮弁を縫合固定する（図 8）．

まとめ

　外鼻および耳介周囲の皮弁について述べた．いずれにおいても様々な皮弁が存在するが，それぞれの特性を理解することが重要である．そのうえで欠損部の部位や大きさ，軟骨欠損の有無などを考慮して再建方法を考えるとよい．外鼻，耳介の再建にあたっては局所皮弁による再建が優れていることは言うまでもないが，欠損の大きさによっては遊離皮弁などを考慮しなければならない症例もある．しかしこのような場合でも複数の局所皮弁を組み合わせて再建する，二期的手術の際に delay を行うなどの工夫をすることで局所皮弁で

の再建が可能となることもある．いずれにしても再建方法の選択肢が多ければ多いほど局所皮弁での再建が可能となり，良好な結果が得られる可能性が高くなると考えられるので，より多くの局所皮弁に精通することが重要と考える．

参考文献

1) Burget, G. C., Menick, F. J. : The subunit principle in nasal reconstruction. Plast Reconstr Surg. **76** : 239-247, 1985.
   Summary　Millard によって提唱された外鼻のサブユニットを再分類した論文．

2) Yotsuyanagi, T., et al. : Nasal reconstruction based on aesthetic subunits in Orientals. Plast Reconstr Surg. **106** : 36-44, 2000.
   Summary　西洋人と東洋人の外鼻形態の違いに着目し，東洋人に合うサブユニットを提唱した論文．

3) 丸山　優ほか：顔面の unit に関する新しい考え方．形成外科 ADVANCE シリーズⅡ-6　各種局所皮弁による顔面の再建　最近の進歩(第2版)．pp27-35, 克誠堂出版, 2009.
   Summary　サブユニットを更に細分化したミニユニットや個々に合わせた individual subunit など新しいユニット原理について述べている．

4) Burget, G. C. : Aesthetic reconstruction of the nose. Plastic Surgery(2nd ed) Vol Ⅱ : Head and Neck. Part 1. Mathes, S. J., ed. pp573-648, Elsevier, Philadelphia, 2006.
   Summary　外鼻を皮膚の厚さや性状から3つの Zone に分類し，Zone 別の再建について述べている．

5) Rintala, A. E., Asko-Seljavaara, S. : Reconstruction of midline skin defect of the nose. Scand J Plast Reconstr Surg. **3** : 105-108, 1969.
   Summary　Rectangular sliding flap として本皮弁を Rintala らが最初に報告した論文．

6) Marchac, D., Toth, B. : The axial frontonasal flap revisited. Plast Reconstr Surg. **76** : 686-694, 1985.
   Summary　鼻背皮弁の茎を内眼角部のみにした本皮弁を最初に報告した論文．

7) Yamauchi, M., et al. : Reverse facial artery flap from submental region. J Plast Reconstr Aesthet Surg. **63** : 583-588, 2010.
   Summary　逆行性顔面動脈皮弁による顔面組織再建を提示し，その有用性を報告した論文．

8) Park, C., et al. : Arterial supply of the anterior ear. Plast Reconstr Surg. **90** : 38-44, 1992.
   Summary　浅側頭動脈，後耳介動脈から分岐する耳介前後面の血管解剖について詳細に報告した論文．

9) Yotsuyanagi, T., et al. : Retroauricular flap : it's clinical application and safety. Br J Plast Surg. **54** : 12-19, 2001.
   Summary　後耳介皮弁を種々の耳介周囲の再建に利用する際の適応と限界につき言及している．

10) Yotsuyanagi, T., et al. : Helical crus reconstruction using a postauricular chondrocutaneous flap. Ann Plast Surg. **42** : 61-66, 1999.

11) 四ッ柳高敏ほか：【整容面に配慮した皮弁】外耳の再建．PEPARS. **6** : 8-15, 2005.
   Summary　主に局所皮弁や軟骨皮膚弁を用いた耳介部分再建と小耳症に準じた耳介全再建について述べている．

12) Yotsuyanagi, T., et al. : Reconstruction of defects involving the upper one-third of the auricle. Plast Reconstr Surg. **102** : 988-992, 1998.
   Summary　耳甲介軟骨皮膚弁と後耳介皮弁を用いた耳輪上部 1/3 欠損の再建方法であり，耳介前面を皮弁で再建し後面に皮膚移植することで整容的に良好な結果を得ている．

13) Yotsuyanagi, T., et al. : Reconstruction of defects involving the middle third of the auricle with a full-thickness conchal chondrocutaneous flap. Plast Reconstr Surg. **109** : 1366-1371, 2002.
   Summary　耳甲介部を全層の皮下茎皮弁として挙上する新皮弁を用いて耳輪中央部 1/3 欠損を再建する方法を報告している．

14) Antia, N. W., et al. : Chondrocutaneous advancement flap for the marginal defect of the ear. Plast Reconstr Surg. **39** : 472-477, 1967.
   Summary　欠損が耳輪辺縁のみの場合に耳輪部の軟骨皮膚弁を進展皮弁として移動して耳輪を形成する方法である．

15) Yotsuyanagi, T., et al. : A new operative method of correcting cryptotia using large-Z plasty. Br J Plast Surg. **54** : 20-24, 2001.
   Summary　埋没耳に対する large-Z plasty の有用性を述べた論文．

16) 漆舘聡志ほか：【形成外科 珠玉のオペ1 基本編―次世代に継承したい秘伝のテクニック―】耳 large-Z plasty による埋没耳手術．形成外科．**60** : S56-S62, 2017.
   Summary　埋没耳に対する large-Z plasty の具体的手技について述べている．

◆特集／STEP UP！Local flap

体幹部で有用な局所皮弁

永松将吾[*1]　横田和典[*2]

Key Words：体幹(trunk)，局所皮弁(local flap)，皮膚穿通枝血管(cutaneous perforator vessel)，前進皮弁(advancement flap)，置換皮弁(transposition flap)，回転皮弁(rotation flap)，乳房弁(breast flap)

Abstract 体幹部には部位によって様々な解剖学的特徴があり，同一部位であっても年齢・性別・体型により個人差が非常に大きい．再建を要する欠損の状態，深さ，大きさにより様々な方法が選択可能であるが，本稿では皮膚・皮下組織のみの局所皮弁を用いた方法で，筆者が経験した症例につき解説を行う．体幹部も筋膜上に豊富な皮膚穿通枝が分布しており，それらの詳しい知見を参照すればより安全な皮弁を作成することが可能である．数多くの選択肢，術者の好みや得手不得手などがあるため，一概に述べることは難しいが，患者を直接診察しながら手術計画を立てる重要性につき強調したい．

はじめに

部位としての「体幹」の定義として，頭頸部および四肢以外の身体全ての領域とすれば，胸部，腹部，鼠径部，会陰部，背部，腰部，殿部，側胸部，側腹部，大転子部が含まれる広大な領域となる．形成外科の対象疾患は外傷，先天性疾患，腫瘍切除後の欠損や褥瘡，医原性の潰瘍で時に気管・気管支や消化管との瘻孔を生じたもの，医療器具の露出など，多岐に及ぶ．つまり，体幹の各部位とそれぞれに生じ得る疾患の組み合わせは無数にある．

本稿では，基本的に皮膚・皮下組織レベルまでのいわゆる局所皮弁を用いた再建につき，具体例を提示しながら解説する．様々な治療の選択肢が考えられるだけに，最良の解答とは言えないかもしれないが，日常診療における再建のヒントとなれば幸いである．

なお，局所皮弁を用いる再建で独立して取り扱うことが多い分野としては，脊髄髄膜瘤の再建，臍形成，乳房再建後の乳頭形成，仙骨部・大転子部・坐骨部の褥瘡に対する手術治療が挙げられるが，本稿では触れないため，成書をご参照いただきたい．

体幹の局所皮弁計画にあたって注意すべき点

1．部位毎の解剖学的特徴

一口に体幹と言っても，部位によりその体表構造は大きく異なる．局所皮弁による再建を計画するにあたって，まずはその解剖を立体的に理解しておくことが重要である．

一般に前面(胸腹部)の皮膚は後面(背部・腰部)に比して薄い．また，胸部や腰部では深部に胸郭や骨盤という骨格構造があり，皮膚の可動性，欠損部の縫縮可能な大きさ，方向性が制限される．また成人女性の胸部では，乳房という特有な構造が存在し，時に整容的な配慮が求められる．

背部，腰部，殿部においては，正中に脊椎や仙

[*1] Shogo NAGAMATSU，〒734-8551 広島市南区霞 1-2-3 広島大学病院形成外科，助教
[*2] Kazunori YOKOTA，同，教授

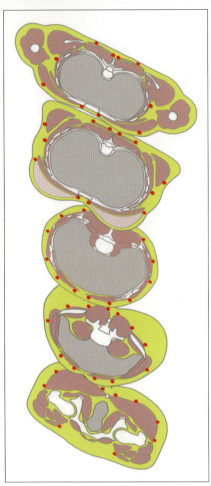

図 1. 体幹の断面構造
部位により，皮膚・皮下組織の厚み，構造，下床の筋肉，骨格構造の状態が大きく異なる．また個体差，年齢差，性差も大きい．
赤点は筋膜上に分布する代表的な穿通枝を示す．

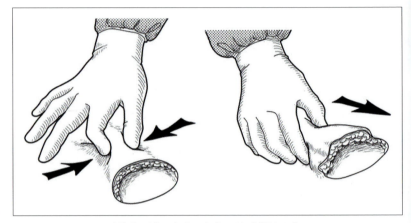

図 2. ピンチテストとスライドテスト
皮膚の厚み，可動性は部位別差，個人差が大きい．実際に患者を診察し，評価をすることが重要である．

骨という骨格構造を認める．背部・腰部では厚い筋肉が全体を覆い，殿部では通常皮下脂肪が豊富である．

側方(側胸部・側腹部・大転子部)も下床の骨格構造の有無により，皮膚・皮下組織の可動性，縫縮性に差異が見られる．

これらに加え，皮膚皮下組織の可動性，柔軟性，皮下脂肪の厚みは年齢，性別，体形により個体差が非常に大きい[1]．

2．局所皮弁血行の担保

近年は皮膚穿通枝血管(以下，穿通枝)の分布に関する研究が進み，数多くの知見がみられる．体幹の局所皮弁(いわゆる random pattern flap)は古典的には筋膜上で基部と長さが 1 : 1 を超えない矩形にすべきと言われてきたが，この原則に加え，穿通枝の位置を考慮するだけでより安全で血行の安定した局所皮弁を作成することができる．つまり基本的な前進皮弁，回転皮弁，置換皮弁などにおいて，皮弁内に穿通枝を含むように計画することは，より安全な皮弁移動を可能にする．幸い，体幹のどの部位にも多くの穿通枝が分布しており，ある程度の大きさの皮弁であれば，これを内部に含めることは容易である[2~7](図 1)．

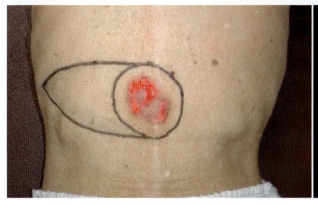 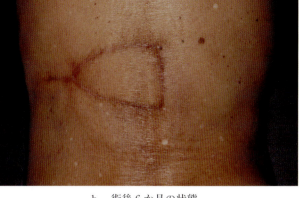

a．術前の状態と切除範囲と V-Y 前進皮弁のデザイン　　b．術後 6 か月の状態

図 3．前進皮弁：症例 1：76 歳，男性．背部有棘細胞癌

3．手術部位の診察，個人差の評価・認識

どの部位に対象となる疾患があり，どのような局所皮弁を計画することになっても，最も重要なことは，その患者を診察することである．想定される欠損に対し，その隣接する皮膚に実際に触れ，生じる欠損に計画する局所皮弁に相当する部位に対し，つまむ，ずらす，ひねるなどを行ってみることである．局所の平面的な図，写真や，解剖書，CT・MRI 画像のみからは得られない情報が得られる．

ごく常識的で簡便な方法として，ピンチテストとスライドテストを挙げる(図 2)．

ピンチテストとは，文字通り皮膚を用手的につまんでみることにより，その一期縫縮の可能な範囲の推定を行うことである．皮膚の硬さや緊張・厚み，皮下脂肪の有無，下床の筋肉・骨格の有無，組織の柔軟性の個人差を感じ取ることができる．局所皮弁を作成する際には，その皮弁採取部位として複数の候補が挙げられる場合が多いが，皮弁採取部への皮膚移植を回避するためにも，まずは一期縫縮が容易で，さらに整容的により目立たない部位を選択するとよい．

スライドテストとは，局所皮弁として移動する予定の部位の皮膚・皮下脂肪組織を，4～5 本の指で把持するようにして，実際に用手的にゆさぶり，移動してみることである．前進，回転，置換皮弁の際に有用である．手術中に皮弁の可動性が十分に得られたかどうかを確認するためにも適宜行う．

これらは，皮弁のデザイン後の最終的にメスを加える前にも是非行っておきたい．

体幹における局所皮弁の実際

具体的な症例を提示し，体幹で使用可能な局所皮弁を用いた再建について解説する．

1．前進皮弁(advancement flap)の例

症例 1(図 3)：76 歳，男性．背部の有棘細胞癌

辺縁より 5 mm 離して皮下脂肪レベルで切除した．欠損の側方に欠損径を底辺とし，高さが底辺の約 2 倍の長さとなる二等辺三角形の皮弁を作成した．筋膜上まで皮弁全周に切開を加え，術中は皮弁が欠損へ移動可能となるまで皮弁末梢(外側)から最小限度の剝離を行った．V-Y 前進皮弁として欠損部へ移動し，皮弁採取部は一期縫縮した．皮弁採取部にはペンローズドレーンを留置した．

解　説

欠損が小さければ直接縫合閉鎖，または植皮術も再建の選択肢に挙げられる．背部の植皮は tie-over 固定を行っても，圧迫によるズレや浸出液により生着不良となる場合を経験する．局所皮弁であれば耐圧性があり，術後管理も非常に楽である．本症例は外来通院・局所麻酔で手術を行った．

背部では傍脊椎部に豊富な穿通枝が等間隔に分布しており，ある程度の大きさの皮弁であれば複数本の血管を確実に含むことができる．本症例は十数年前の症例であり穿通枝は特に意識せずに手術を行った．より慎重に行うのであれば，術前にドプラ聴診器で穿通枝の位置をマーキングしてか

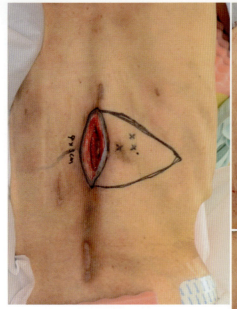
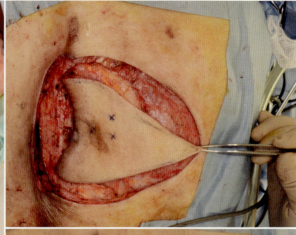
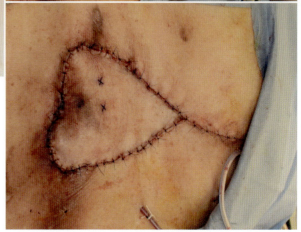

a	b
	c

図 4. 前進皮弁：症例 2：84 歳，男性．背部正中の褥瘡潰瘍
a：デブリードマンの範囲，皮弁のデザイン．×印はドプラ聴診器で聴取した穿通枝の位置を示す．
b：皮弁周囲に筋膜上までの切開を加え，穿通枝を含む範囲を残して剥離を行い，欠損までの可動性を得た．
c：術直後の状態

ら皮弁デザインを行うとよい．

症例 2（図 4）：84 歳，男性．背部正中の褥瘡潰瘍
欠損に隣接した二等辺三角形の皮弁をデザインした．なお，ドプラ聴診器で傍脊椎部の穿通枝を数本確認し，マーキングしておいた．計画した皮弁皮膚の可動性を十分に確認したのち，全周を切開し，皮弁末梢（外側）を最小限皮下剥離，欠損へ移動した．なお，穿通枝を直接視認する必要はなく移動可能であった．皮弁採取部に陰圧閉鎖ドレーンを挿入し，皮弁採取部の最末梢（外側）から縫縮を開始し，皮弁は正中を越えて緊張なく縫合できた．

解　説

背部は中高年では皮膚が厚く，硬く，可動性に乏しい印象がある．しかし高齢者では可動性に優れ，このような前進皮弁が容易に作成可能である．皮弁の形状は欠損の大きさ，皮膚の可動性に応じ適宜変更すればよい．手技的には非常に容易で初心者にもお勧めできる方法である．

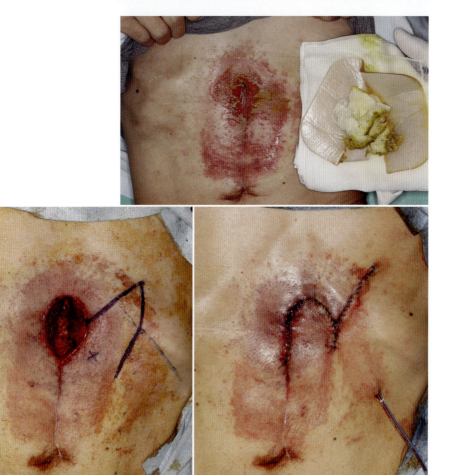

図 5. 置換皮弁：症例 3：53 歳，男性．胸腹部正中の難治性消化管皮膚瘻
a：腸瘻抜去後に難治性消化管皮膚瘻を生じていた．
b：デブリードマン，腸瘻処置後の皮弁デザイン．×印は筋膜上の剥離で見出された穿通枝の位置
c：皮弁を筋膜上で挙上，欠損まで横転移動した．皮弁先端部は欠損部に合わせてトリミングした．

2．置換皮弁(transposition flap)の例

症例 3(図 5)：53 歳，男性．胸腹部正中の難治性消化管皮膚瘻

食道癌術後，剣状突起尾側より挙上胃管を経由し挿入していた腸瘻を抜去したが閉鎖せず，消化液で周囲皮膚にびらん潰瘍を生じ，疼痛も伴っていた．瘻孔を胃管表面で切離し，直接縫合閉鎖した．生じた正中の皮膚欠損に対しては，隣接した皮膚の筋膜上を剥離し穿通枝を確認しておき，これを基部とした置換皮弁を筋膜上で挙上し欠損部へ移動した．皮弁採取部は持続陰圧ドレーンを留置し，直接縫合閉鎖した．なお，術後 1 か月で消化管皮膚瘻の再発を認めたが，保存的に治癒可能であった．

解　説

胸部・腹部の境界は肋弓があるため皮膚の緊張が強く，局所皮弁を作成するにあたっては，皮膚の可動性を十分に検討しておく必要がある．また，周囲に穿通枝が豊富な部位であり，これを皮弁内に含めればより安全に挙上することが可能である．

なお，このような瘻孔の再建の場合には，皮弁の閉鎖よりも内部の処理がより重要である．また皮弁の縫合線と，直下の瘻孔閉鎖部の位置を一致させておかない方が，万が一再発した際にも保存的に治癒が得やすくなる．

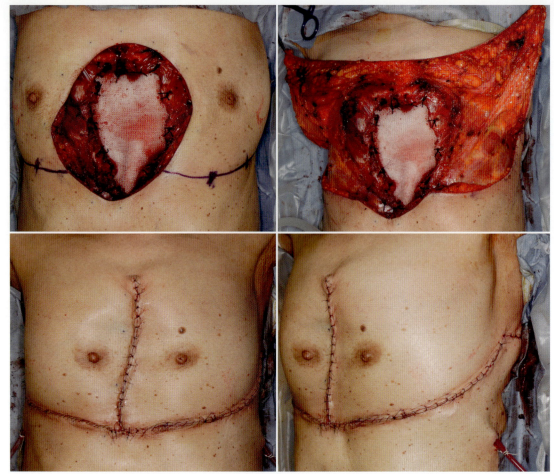

図 6. 回転皮弁の特殊例：症例 4：69 歳，女性．前胸部正中の異所性乳癌，胸壁全層欠損

a：胸骨尾側，両側肋軟骨を含む胸壁全層欠損はメッシュにて再建が行われている．
b：両側乳房下溝に沿って皮膚切開を加え，両側乳房弁を挙上した．
c，d：両側乳房弁を回転皮弁として内側正中に移動し，欠損部を閉鎖した．

3．回転皮弁(rotation flap)の例

症例 4(図 6)：69 歳，女性．胸壁中央部乳癌

胸骨正中部が胸骨尾側 1/2 と両側肋軟骨を含め切除され，11×7 cm 大の胸壁欠損はポリプロピレンメッシュで再建された．皮膚欠損は 14×13 cm であった．両側乳房下溝に沿って側胸部まで補助切開を加え，乳房弁として大胸筋筋膜上で挙上した．両側乳房弁を正中に回転移動し，欠損部を被覆した．持続陰圧ドレーンを胸壁欠損部の上下に 1 本ずつ留置した．術後経過は特に問題なかった．

解　説

比較的高齢で乳房の大きい女性であったため，可能であった術式である．通常は広背筋皮弁や遊離皮弁による再建を要する．乳房弁の血行は安定しており内胸動脈系，外側胸動脈系の 2 系統があるとされる．女性，高齢者と限定されるが症例を選べば手技的にも簡便であり有用である．ただし乳房の変形が著しいため，安易な使用は厳に慎むべきである[8]．

4．穿通枝を茎とした島状皮弁の例

症例 5(図 7)：88 歳，男性

胸腹部正中の 30 年来の術後ケロイドに合併し

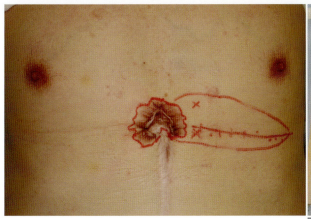
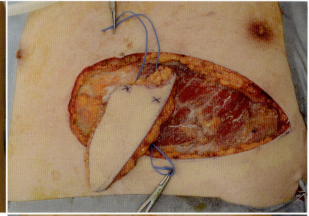
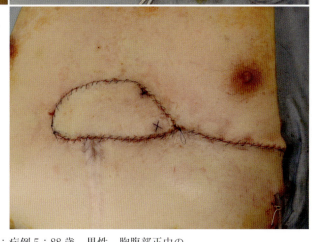

図 7. 穿通枝を茎とした島状皮弁：症例 5：88 歳，男性．胸腹部正中の
術後ケロイドに合併した粉瘤と難治性潰瘍
a：乳房下溝に沿った皮弁デザインと，×印はドプラ聴診器で判明した穿通枝の位置
を示す．
b：穿通枝の基部まで剝離を行い，皮弁を時計回りに約 150°回転し欠損へ充填した．
c：皮弁採取部は一期縫縮した．

た粉瘤と難治性潰瘍であり，長年疼痛に悩まされていた．周囲皮膚の緊張が強く，ケロイド発生の原因となっているとともに，切除後の皮膚欠損の拡大が予想された．瘢痕辺縁で病変部を筋膜上で切除し，生じた欠損に対して，左乳房下溝に沿った局所皮弁をデザインした．皮弁の欠損寄りにドプラ聴診器で確認した皮膚穿通枝を含めた．穿通枝は基部まで可及的に剝離を行い，皮弁を時計回りに約 150°回転し欠損へ充填し，皮弁採取部は一期縫縮した．皮弁採取部に持続陰圧ドレーンを留置した．術後皮弁の一部がうっ血を呈したが，最終的に問題なく生着した．

解　説

前 2 例とほぼ同一部位の再建であるが，再建方法の一例として提示した．高齢者ではあるが皮膚の緊張が強い部位であり，切除後の欠損の拡大，それに見合った皮弁サイズの計画が必要である．さらに周囲に豊富な穿通枝があるため，様々な皮弁作図の選択肢がある．皮弁採取部を一期縫縮するために皮膚の緊張を確認し，男性ではあるが乳房下溝に皺を認めたため，立位でこれをマーキングしておき，皮弁採取部とした．穿通枝の剝離は若干コツを要するので，初心者は指導の下に行った方がより安全である．

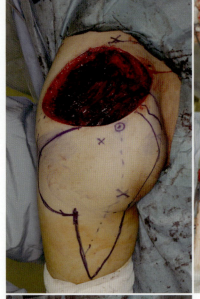
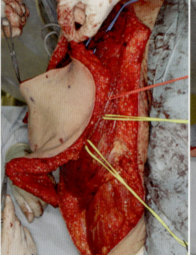
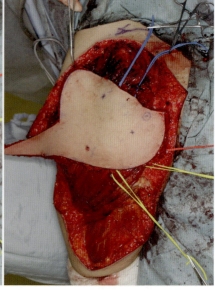
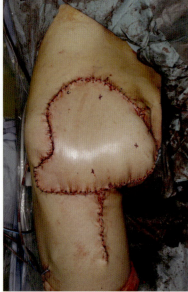
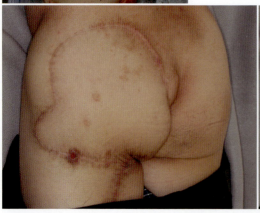
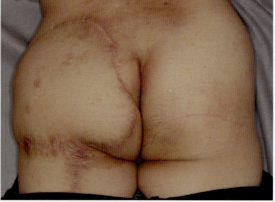

a	b	c
d		
e	f	

図 8.
穿通枝を用いた島状皮弁：症例 6
42 歳，男性．腰背部軟部悪性腫瘍切除後欠損
　a：皮膚欠損は 14×13 cm であり，仙腸関節が露出していた．複数の穿通枝を含めた双葉皮弁をデザインした．
　b，c：穿通枝を筋肉内まで剝離し，皮弁を時計回りに 90°回転した．
　d：術直後の状態
　e，f：術後 1 年．日常生活に支障はない．

症例 6(図 8):42 歳,男性

腰背部軟部悪性腫瘍切除後,仙腸関節の露出した欠損であり,皮膚欠損は 14×13 cm であった.一期縫縮が容易な大腿後面に第 2 皮弁を設定し,双葉皮弁をデザインした.下殿動脈を含む複数の穿通枝を,大殿筋内まで剝離を行って可動性を得たのちに,皮弁を時計回りに約 90°回転し欠損へ充填した.皮弁採取部には,大腿後面からの第 2 皮弁を充填した.持続陰圧ドレーンは皮弁採取部を含め合計 3 本留置した.術後創縁全体に緊張が強く,股関節の屈曲を約 4 週間制限したが,皮弁は全生着した.術後 1 年で日常生活に支障はない.

解 説

遊離皮弁,筋肉弁上への植皮術などを含め様々な再建の選択肢があるが,局所皮弁を用いた再建の 1 例を示した.大殿筋上には豊富な穿通枝があり,また筋肉内剝離を十分に行うことにより皮弁の可動性を増すことができる.股関節の屈曲により容易に創部に緊張がかかるため,術後の安静保持が重要であり,高齢者に行う際には注意を要する.

まとめ

体幹に作成した局所皮弁による治療例につき,基本原則とともに具体例を示し注意点を解説した.全ての皮弁や再建方法を網羅することは困難であるため,筆者が経験した症例に基づき述べるに留まっていることをお断りしたい.いずれにせよ,体幹部の再建に際しては様々な状況が予測されるため,患者を実際に診察しながら最適な再建方法を模索する姿勢が重要である.

参考文献

1) 水野博司:【研修医・外科系医師が知っておくべき形成外科の基本知識と手技】局所解剖と皮切・縫合・創傷処置の注意点 体幹.形成外科.**55**:S63-S68,2012.
2) Cormack, G. C., Lamberty, B. G. H.:The blood supply to the skin by regions. Trunk. The Arterial Anatomy of Skin Flaps. second edition. 150-177, Churchill Livingstone, New York, 1994.
3) McGregor, A. D., McGregor, I. A.:Flaps. Fundamental Techniques of Plastic Surgery. 10th ed. 61-120, Churchill Livingstone, London, 2000.
4) Chang, D. W.:Local flaps and skin grafts for chest reconstruction. Reconstructive Surgery of the Chest, Abdomen, and Pelvis. Evans, G. R. D., ed. 153-164, Marcel Dekker, New York, 2004.
5) Geddes, C. R., et al.:Anatomy of the integument of the trunk. Perforator Flaps Anatomy, Technique, and Clinical Applications. Blondeel, P. N., ed. 359-384, Quality Medical Publishing, St. Louis, 2006.
6) Taylor, G. I., et al.:The anatomical(angiosome) and clinical territories of cutaneous perforating arteries;Development of the concept and designing safe flaps. Plast Reconstr Surg. **127**:1447-1459, 2011.
7) 梅澤裕己:前胸部.局所皮弁 第 1 巻 顔面・頸部・体幹.小川 令ほか編.146-162,克誠堂出版,2017.
8) Hughes, K. C., et al.:Design of the cyclops flap for chest-wall reconstruction. Plast Reconstr Surg. **100**:1146-1151, 1997.

◆特集／STEP UP！Local flap

整容面に配慮した上肢・下肢で有用な local flap

髙木　信介*

Key Words：局所皮弁（local flap），四肢再建（limb reconstruction），整容的再建（aesthetic reconstruction），脂肪筋膜弁（adipofascial flap），穿通枝皮弁（perforator flap）

Abstract　上肢・下肢の欠損に対して様々な local flap が報告されており，欠損を被覆するという目的であれば選択肢は多い．しかし，全ての flap は texture, color, contour, donor に対して整容的に配慮がされているわけではない．顔面と同様に上肢・下肢の一部は露出部であり，整容性にこだわった再建が望まれる．Texture match, color match はもとより，contour が再現され，さらに donor 部の犠牲が最小限かつ目立たないなどの整容的配慮をし臨床上有用と考える local flap について各部位ごとにその適応，選択，注意点などを示した．

はじめに

皮弁の分類には，皮弁内の血行形態による分類，皮弁に至るまでの血行形態による分類，皮弁の構成成分による分類，皮弁の移動方法による分類などが存在する．その詳細は他稿に譲るが，従来 random pattern の皮弁に含まれていた微小血管を茎とし，主要血管を温存することができる perforator flap（穿通枝皮弁）の出現により一つの概念で皮弁を分類することは難しくなってきた．本稿では local flap（広義）の中で rotation flap（回転皮弁），transposition flap（転位皮弁），advancement flap（前進皮弁）といった狭義の local flap を除き，perforator flap を含めた上肢・下肢（露出部）に有用な local flap について述べる．

上肢・下肢における local flap の適応と選択

上肢・下肢で local flap が選択されるのは，神経，血管，腱，骨，関節などの被覆が必要な症例，皮下までの組織の再建が必要な症例，植皮の生着が望めない症例などである．上肢では手関節より末梢，特に指や手背，下肢では下腿，膝関節周囲がよい適応となる．

諸家が様々な皮弁を報告しており，いざ皮弁を選択する際にどの皮弁を選択したらよいか非常に困惑する．レパートリーを増やすことも重要だが，欠損をとにかく被覆するという考えから texture match, color match, contour の再現，donor 部の犠牲に対する整容的配慮をした local flap の選択ができることが step up のために重要である．しかし，低侵襲な手技であること，手術の安全性を担保することも忘れてはならない．例えば，外傷や炎症の影響により安全な皮弁挙上ができない可能性がある場合は，遠隔皮弁や遊離皮弁による再建が必要になることを常に念頭に置くべきである．術前検査で必ずドップラーや超音波検査，必要に応じて造影 CT 検査を行い血行動態を把握する．

指腹，手掌，足底は皮膚構造が他部位と異なり透明層を有する．したがって指腹，手掌，足底の組織欠損では，texture match, color match のために同じ皮膚構造である掌側，底側で flap を作成するべきである．もしくは背側から採取した adi-

---

* Shinsuke TAKAGI，〒892-8502　鹿児島市下竜尾町 4-16　今給黎総合病院形成外科，部長

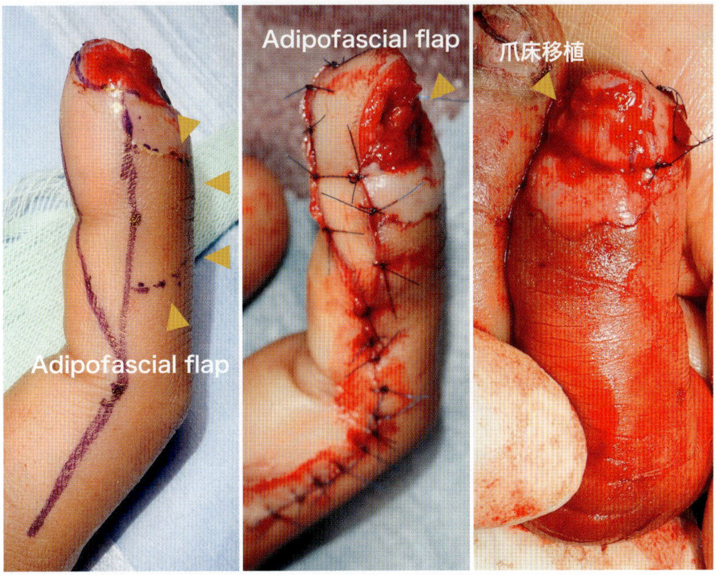

図 1.
Adipofascial flap を付加した Oblique triangular flap による指尖再建
　a：爪床欠損を伴う指尖欠損に対して背側に Adipofascial flap を付加した Oblique triangular flap をデザイン
　b：皮弁を縫着し，骨露出部を Adipofascial flap で被覆
　c：第 1 趾から爪床を全層で採取し移植

pofascial flap に透明層を含む部位からの全層もしくは分層植皮を選択してもよい．プロペラ皮弁に代表される pedicled perforator flap であればどの部位でも作成可能であり有用である．しかし，皮下組織が厚い部位で donor 部が縫縮できない場合，donor 部への植皮は陥凹が生じるため整容面を考慮すると donor 部が縫縮できる範囲での皮弁作成がより望ましい．

　Adipofascial flap は，様々な部位における欠損に対して有用であるが，しなやかで血流豊富なため薄い皮下組織の再建，腱・神経などの癒着防止などにも適している[1]．基本的には枝を数本含めて挙上し全層もしくは分層植皮を併用することが多いが，主要血管からの分枝を用いれば動脈皮弁（穿通枝皮弁）となる．特に指，手背，手掌の欠損や腱露出部などに有用で adipofascia 上に質感や色調のあった全層植皮や分層植皮をすることで整容的に優れた再建が可能である．移植形態も様々で，turn-over flap，指動脈穿通枝皮弁，cross finger flap などとして利用可能である．また，腱露出部では腱の滑走に対しても有利に働く．骨性合指症の骨分離面に対しても再建した皮膚皮下組織をつまむことが可能であり有用である[2]．形状も様々に対応でき，donor 部を選ばず，さらに donor 部は必ず縫縮可能であり犠牲も最小限であるため筆者も多用している．

上肢に対する local flap（手関節より末梢）

1．指尖部

　指尖部の欠損に対しては，同一指からの指動脈皮弁，逆行性指動脈皮弁，隣接指からの逆行性指動脈交叉皮弁が有用である．

　同一指からの指動脈皮弁は，両側指動脈を茎とした volar advancement flap[3]，片側指動脈を茎とした oblique triangular flap[4] がある．移動に制限があるため欠損の形態により使い分ける必要がある．組織欠損が大きい場合は欠損が被覆できても先細りの指尖となることがあるため，欠損が比較的小さい症例に適応がある．再接着不能な切断指で爪母が残存している症例に対しては，graft on flap[5] として用いることもある．爪床が欠損している場合は，片側茎でさらに指背側の adipofascial flap を付加し足趾から全層爪床移植を行うか，人工真皮を貼付し二期的に爪床移植を行う（図 1）．

　逆行性指動脈皮弁[6]は同一指もしくは隣接指から挙上する．適応のある欠損の大きさ，形態は，遠位指節間皮線を越えない掌側斜欠損である．一側の指動脈を犠牲にするためその適応は慎重に検討する必要がある．中節骨のほぼ中央に存在する横連合枝を介して皮弁の血流が得られるため，欠損の大きさや部位により皮弁のデザインの工夫が必要である．また，同一指から挙上できないこと

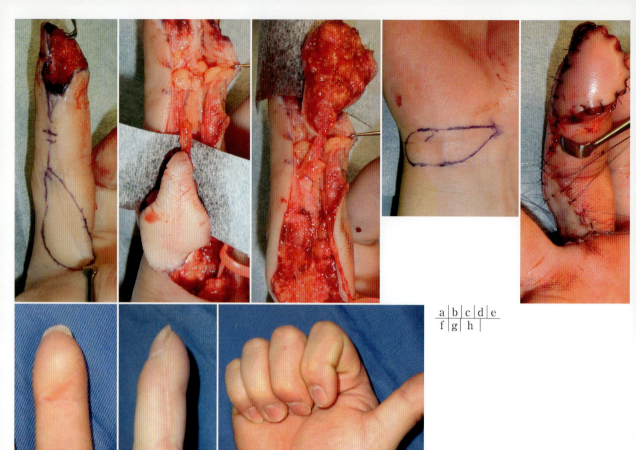

図 2. 逆行性指動脈皮弁による指尖再建
a：指尺側に中節骨正中の横連合枝を pivot point にし，皮島は tear drop 型にデザインし血管茎に軟部組織を多く含める．
b：血管茎に伴走している静脈，脂肪組織を含めて皮弁を挙上，固有指神経は温存する．
c：横連合枝まで剝離し皮弁を欠損部へ移行
d：手関節尺側より全層皮膚を採取
e：皮弁を縫着し donor 部に全層植皮
f～h：術後 1 年．指尖部に十分な組織が移植され良好な形態が再現されている．皮弁，植皮の donor も目立たなく，機能も温存されている．

もある．同一指から挙上できない場合は，隣接指を donor とする．爪床が欠損している場合は，adipofascial flap を付加する．皮弁はうっ血しやすいため静脈吻合が必要になることがあるが，皮弁デザインの工夫，血管周囲の脂肪を温存することで回避できることが多い(図 2)．基本的には神経を血管神経束から分離し温存する．Donor 部を縫縮することはできないため，手関節尺側部，足関節内顆部より全層皮膚を採取し植皮する．

両皮弁ともに基本的には尺側より採取するが，小指は疼痛の原因や donor が目立つため橈側より採取する．

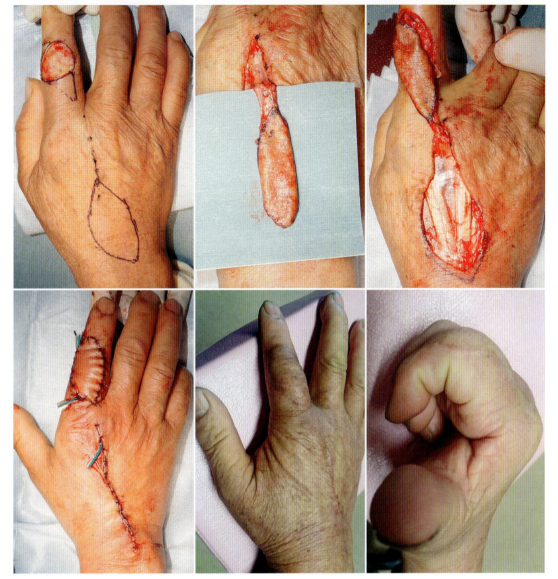

|a|b|c|
|d|e|f|

図 3. 逆行性背側中手動脈穿通枝皮弁による指背欠損の再建

a：ドップラーで第 2 背側中手動脈穿通枝を確認．Pivot point となるため欠損部からの距離より皮弁のデザインの位置を決定．皮下トンネルを最小限とするため欠損部の近位は切開する．

b：皮弁の一側を切開し，皮膚直下の血管を損傷しないように血管茎を確保する．血管茎が確保できれば全周性に切開し皮弁を挙上する．

c：Pivot point まで剝離したら，皮弁を欠損部へ移行

d：皮弁を縫着，donor 部を縫縮

e：術後 6 か月．質感，色調ともによく，PIP 関節の可動域も保たれている．

2．指体部

背側の欠損には背側中手動脈穿通枝皮弁，同一指からの adipofascial flap＋全層もしくは分層植皮，隣接指からの cross finger flap が有用である．背側中手動脈穿通枝皮弁は，中手骨頸部の穿通枝を利用するが，穿通枝の欠損を心配することなく第 1〜4 骨間で挙上可能である．皮弁先端の皮静脈を supercharge することで指尖まで被覆できるため全ての指背側の欠損に有用である[7)8)]．また，donor 部は 3 cm 以下であれば縫縮可能である（図 3）．指腹は adipofascial flap＋全層植皮が最も整容性に優れる．指体部は，掌側，背側ともに

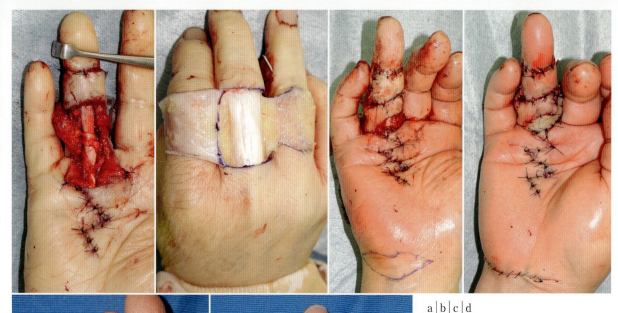

図 4. 腱露出部に対する adipofascial flap(cross finger flap)による指腹部再建
 a：腱鞘切開後の PIP 関節屈曲拘縮に対して腱剝離および浅指屈筋腱(FDS)による A2 pulley 再建を行ったが，指腹部に 2×1 cm の欠損が生じた．
 b：中指背側より尺側を血管系とした欠損より大きな adipofascial flap を挙上
 c：Cross finger flap として欠損部へ移行，腱も広範囲に被覆した．
 d：手関節尺側より採取した全層皮膚を植皮．2 週間後に皮弁切り離しを行った．
 e，f：術後 1 年．指腹の質感，色調は再現されている．Donor 部の瘢痕も目立たない．

腱剝離，腱移行，腱移植が主たる目的の症例もあり，欠損の被覆はもとより腱の滑走や癒着防止のために adipofascial flap は非常に有用である．時に cross finger flap として用いるため，二期的に皮弁の切り離しが必要になることが短所である(図 4)．

3．手掌・手背

手掌の大きな欠損は遊離皮弁による再建が適応となるが，尺側の欠損であれば尺側掌側指動脈穿通枝皮弁が有用で最大 40×20 mm の皮弁が donor 縫縮可能である[9]．手背の 2～3 cm の欠損であれば背側中手動脈穿通枝皮弁を VY advancement flap として挙上し，皮静脈を温存し手背全体を移動することで欠損部を被覆することが可能である．欠損が大きい場合は，橈骨動脈穿通枝皮弁(もしくは adipofascial flap)が最も有用で最大 14×6 cm の皮弁が採取できる[10]．穿通枝は橈骨茎

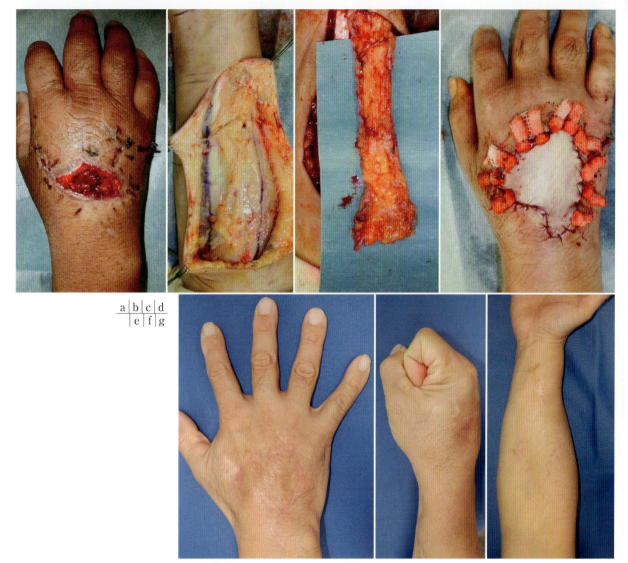

図 5. 手背開放骨折(Gustilo ⅢB)に対する橈骨動脈穿通枝を茎とした adipofascial flap＋全層植皮による手背再建

a：第3～第5中手骨開放骨折，固有示指伸筋腱(EIP)，総指伸筋腱(EDC)断裂で他院にて経皮的鋼線固定および腱縫合をされたが皮膚欠損部の再建目的で紹介

b：前腕皮下(浅筋膜下)を剝離．Adipofascial flap を欠損より大きめの幅，長さは欠損部と pivot point までの距離から設定しでデザイン

c：尺側より挙上し穿通枝を同定，翻転し欠損部へ移行する．

d：Adipofascial flap をボルスター固定し，全層植皮

e～g：術後3年．手背の質感，色調は再現され，伸筋腱との癒着もなく可動域もよい．Donor 部の瘢痕も目立たない．

状突起から3～7cm 近位に存在し，尺側より adipofascia を挙上していくと容易に確認できる．近位の穿通枝を温存すれば，血流が悪い場合に移植床で血管吻合を行う．Adipofascial flap では全層植皮を要する(図5)．逆行性橈側前腕皮弁も有用であるが，橈骨動脈が犠牲になるため選択を慎重に検討するべきである．尺骨動脈穿通枝皮弁も有用であるが，橈骨動脈穿通枝皮弁の方が取り回しがよく第一選択とはなりづらい．しかし腱縫合部や尺骨神経縫合部を被覆する場合などの皮膚欠損ではなく重要組織の保護としての利用価値は高い．

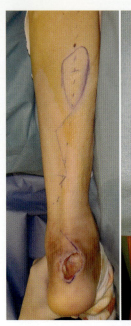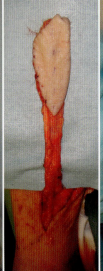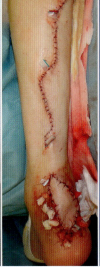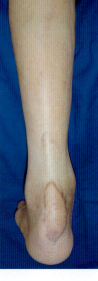

図 6.
逆行性腓腹皮弁による踵部再建
a：下腿中 1/3 に皮弁をデザイン
b：皮下を剝離し，浅腓腹動脈を小伏在静脈を中心に 3 cm で血管茎を確保し，筋膜下に皮弁を挙上する．
c：皮弁をボルスター固定し，donor 部を縫縮
d：術後 6 か月

下肢に対する local flap

1．踵部・アキレス腱部

踵部などの荷重部に対する再建には内側足底皮弁が最も有用である．しかし，皮弁の縫合線や皮弁採取部の植皮が荷重部にかかると潰瘍や過角化の原因となるため術前のプランニングが重要となる．逆行性腓腹皮弁[12]は踵部やアキレス腱部の再建に有用である．皮膚の構造上荷重部の再建材料としては内側足底皮弁には劣る．浅腓腹動脈が血管茎となるが，小伏在静脈，腓腹神経を含め約 3 cm 幅で筋膜下で挙上する．血管茎の折れ曲り，圧迫，血管茎が短いことによる過緊張などで皮弁の血流障害が起こりやすいため注意を要する．Pivot point は外果の 5 cm 近位で皮弁は下腿後面中 1/3 にデザインする．この皮弁は外傷や炎症の影響を受けやすいため適応は慎重に行う（図 6）．

2．下腿遠位 1/3 部

下腿遠位 1/3 部は組織が少なく薄いため外傷により骨露出しやすい部位である．浅腓腹動脈が利用できる場合は，逆行性腓腹皮弁が有用である．後脛骨動脈穿通枝皮弁は内顆近位 4.5～7.5 cm に低位穿通枝，腓腹筋の筋腱移行部の中位穿通枝，鵞足の停止部下端の高位穿通枝を血管茎とし挙上可能である[13]．低位穿通枝は血管茎が短いため小さな欠損に対してプロペラ皮弁として挙上する．通常は，組織の多い下腿中 1/3 部に皮島をデザインし，低位もしくは中位穿通枝を血管茎として皮弁を挙上するとよい（図 7）．また安全に利用できる血管茎がない場合，上肢と同様に adipofascial flap は有用である．この場合は，turn-over adipofascial flap となるが，利用可能な血管茎があれば後脛骨動脈穿通枝を利用した adipofascial flap となるが植皮を要する．

3．膝蓋部

膝蓋部欠損が大きい場合，腓腹筋弁や遊離皮弁による再建を要するが，内・外側上膝動脈穿通枝皮弁が有用である．皮弁幅 8 cm 以下であれば donor 部を縫縮することができる．仰臥位での皮弁採取の容易さ，大腿内側は体毛も薄いため外側の欠損でない限り内側上膝動脈穿通枝皮弁が有用である．穿通枝の位置は膝蓋骨内側上縁から内側へ 2 cm 程度にドップラーで容易に確認できる．皮島が多いと皮弁採取部に植皮を要するため若年者には適応しづらい．もし大きな皮弁を採取する場合は末梢がうっ血するため静脈吻合付加や皮弁基部は切離せず温存するとよい（図 8）．

まとめ

上肢および下肢に対して有用な local flap の適

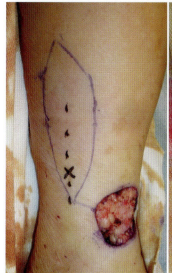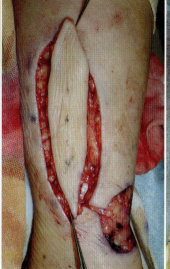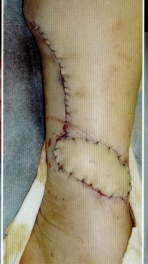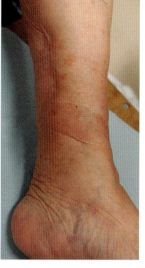

a|b|c|d　　　　　　　　　図 7．後脛骨動脈穿通枝皮弁
　　　　　a：SCC 切除後の欠損に対して低位穿通枝を茎とした皮弁をデザイン
　　　　　b：皮弁の前縁から穿通枝を同定し皮弁を挙上
　　　　　c：皮弁を縫着，donor 部を縫縮
　　　　　d：術後 5 年．Donor 部の陥凹が軽度あるが下腿の質感，色調，contour は再現できている．

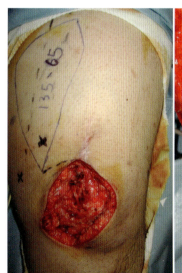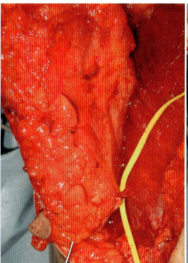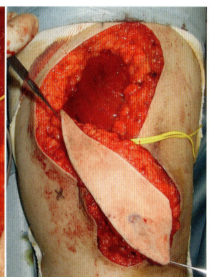

a|b|c
d

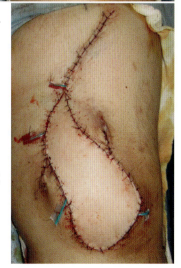

図 8．
内側上膝動脈穿通枝皮弁による膝蓋部再建
　　a：膝蓋骨脱臼骨折後の骨露出に対して内側上膝動脈穿通枝を茎とした皮
　　　弁をデザイン
　　b：皮弁前縁より穿通枝を同定した後，皮弁を全周性に切開し挙上
　　c：皮弁が無理なく欠損部を被覆できることを確認
　　d：術後の状態

応，選択に関して，露出部で利用価値の高い flap の詳細を述べた．Texture & color match, contour, donor の犠牲に配慮した local flap を選択することができるようになることが local flap の使い手としての step up に繋がると考える．

参考文献

1) 吉津孝衛ほか：高度挫滅による基節骨骨折，伸筋腱損傷後の拘縮に対する伸筋腱剝離，有茎脂肪弁移行の検討．日手会誌．**23**：552-557, 2006.
2) Venkataswami, R., Subramanian, N.：Oblique triangular flap；A new method of repair for oblique amputation of the fingertip and thumb. Plast Reconstr Surg. **66**：296-300, 1980.
3) Takagi, S., et al.：Surgical correction of complex syndactyly with bony fusion using adipofascial flaps for bone and joint surface coverage after finger separation. J Plast Reconstr Aesthet Surg. **68**(2)：280-282, 2015.
4) Venkataswami, R., et al.：Oblique triangular flap；a new method of repair for oblique amputations of the fingertip and thumb. Plast Reconstr Surg. **66**：296-300, 1980.
5) 平瀬雄一ほか：新しい再接着―指尖爪部切断に対する graft on flap 法の実際．日手会誌．**20**：501-504, 2003.
6) Kojima, T., et al.：Reverse vascular pedicle digital island flap. Br J Plast Surg. **43**：290-295, 1990.
7) Quaba, A. A., et al.：The distally-based dorsal hand flap. Br J Plast Surg. **43**(1)：28-39, 1990.
8) 山下修二：【有茎穿通枝皮弁による四肢の再建】背側中手動脈穿通枝皮弁（Dorsal metacarpal artery perforator flap；DMAP flap）．PEPARS. **95**：29-33, 2014.
9) 内田龍志，菅又　章：【手指再建の局所皮弁―適応と私の工夫―】手部尺側指屈曲拘縮に対する digital artery perforator flap の応用．形成外科．**55**(6)：631-635, 2012.
10) Jeng, S. F., Wei, F. C.：The distally based forearm island flap in hand reconstruction. Plast Reconstr Surg. **102**：400-406, 1998.
11) Hasegawa, M., et al.：The distally based superficial rural artery flap. Plast Reconstr Surg. **93**：1012-1020, 1994.
12) 澤泉雅之ほか：後脛骨動脈穿通枝を茎とした皮弁移植術．形成外科．**40**：559-566, 1997.

◆特集／STEP UP！Local flap

外陰部・殿部で有用な局所皮弁

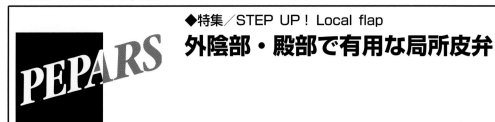

安倍吉郎[*1]　橋本一郎[*2]

Key Words：外陰部再建（vulvar reconstruction），殿部再建（buttock reconstruction），穿通枝皮弁（perforator flap），殿溝皮弁（gluteal fold flap），大殿筋穿通枝皮弁（gluteal artery perforator-based flap）

Abstract　外陰部の再建では，以前より筋皮弁や筋膜皮弁などの各種局所皮弁が用いられているが，最近ではその犠牲の少なさから穿通枝皮弁が使用されることも多い．我々の施設では外陰部の欠損範囲と組織欠損量に応じて，腹部，殿部および大腿部からの皮弁を使い分けている．特に内陰部動脈の穿通枝を栄養血管とする殿溝皮弁は，安定した血行を持つ汎用性の高い皮弁であることから，外陰部のみならず骨盤内死腔の充填材料としても使用している．

一方，殿部の再建においても，豊富に存在する穿通枝を使用した穿通枝皮弁による再建が行われることが多い．あらかじめドップラー血流計などで確認した穿通枝を複数本含めることで，transposition 型や bilobed 型，V-Y 型など，多彩な形状の皮弁が安定した血行を保ったまま採取できる．

これらの皮弁手術を安全に行うためには，注意すべきポイントがいくつか存在するため，術前によく熟知しておくことが肝要である．

はじめに

外陰部は泌尿器官と生殖器官を有しており，外陰部の皮膚は外部の刺激から尿道と内生殖器を保護する役割を持つ．これらの機能を損傷した場合QOL の著しい低下を招くため，外陰部の再建ではこれらの機能性を温存し，なおかつ優れた整容性が得られる方法を考慮する．男性の外陰部では皮膚欠損に対して植皮術が用いられることが多いが，陰茎や陰嚢の皮膚は伸展性に優れるため，植皮の拘縮による機能障害をきたすことは少ない．それに対し，女性では外尿道口や腟口付近の植皮の拘縮により尿道口の狭窄や性交時に支障が生じることがある．そのため，特に女性の外陰部においては脂肪を含み拘縮を生じにくい皮弁による再建が望ましい[1]．外陰部の欠損が骨盤内に及ぶ場合には，骨盤死腔炎を防止するために十分な組織量をもつ皮弁を選択することが重要であり，欠損量に応じて皮弁または筋皮弁を選択する．

一方，殿部における主な機能性としては，厚い皮下脂肪層により体重の圧力を分散させるクッションの役割を有していることが挙げられる．特に坐骨部付近の再建においては，植皮で用いられる薄い皮膚では圧迫や剪断力によって潰瘍を形成しやすいため，厚い皮膚と皮下脂肪を有する皮弁による再建が適応となることが多い．しかし，麻痺患者に発生した褥瘡は容易に再発するため，周術期はもとより退院後も含めた創部管理に十分な配慮を必要とする．

これらのことから，外陰部および殿部における皮膚再建は原則的に皮弁による再建が望ましい．術後管理の複雑さから遊離皮弁が第一選択となることは稀であり，各種局所皮弁による再建が主流である．本稿では外陰部・殿部の再建に有用な皮弁について，特に手技上のポイントを中心に述べる．

[*1] Yoshiro ABE，〒770-8503　徳島市蔵本町 3-18-15　徳島大学大学院医歯薬学研究部形成外科，准教授
[*2] Ichiro HASHIMOTO，同，教授

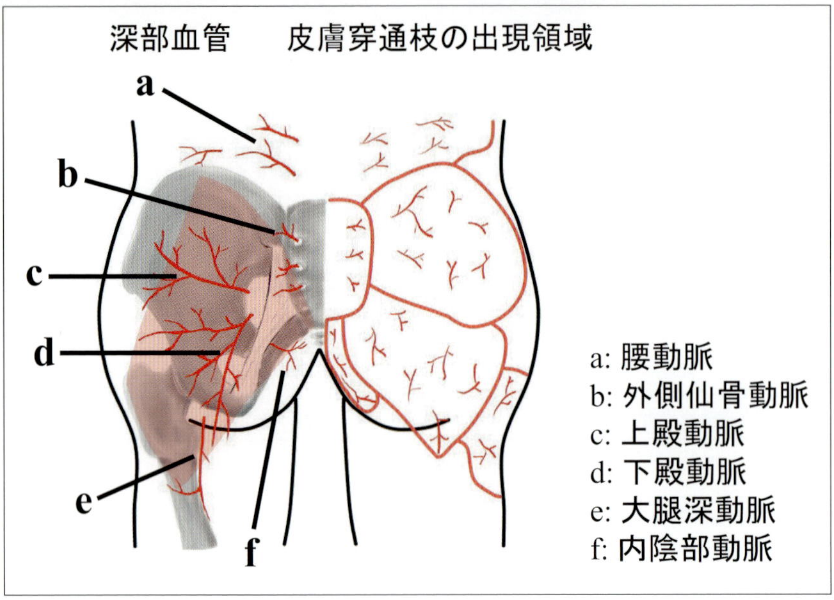

深部血管　皮膚穿通枝の出現領域

a: 腰動脈
b: 外側仙骨動脈
c: 上殿動脈
d: 下殿動脈
e: 大腿深動脈
f: 内陰部動脈

図 1.
殿部の深部血管とその皮膚穿通枝の出現領域

外陰部再建のアルゴリズム

　外陰部再建に用いられる局所皮弁は，採取部位から主に腹部，会陰部および殿部，大腿部の3つに分類される[2)~5)]．腹部から採取する皮弁としては腹直筋皮弁および深下腹壁動脈穿通枝皮弁が，会陰部および殿部から採取する皮弁としては殿溝皮弁や内陰部動脈穿通枝皮弁，大殿筋皮弁が，大腿から採取する皮弁としては薄筋皮弁や大腿筋膜張筋皮弁，後大腿皮弁，前外側大腿皮弁などが，それぞれ該当する．

　我々は過去に本誌上において，恥骨結合頭側から肛門部までの組織欠損の範囲をそれぞれ upper regions, middle regions, lower regions の3つに分類し，さらに皮弁に含まれる組織量を考慮した皮弁の使い分けを示した[6)]．実際の臨床では患者の年齢や術後の機能性および整容性を考慮するとともに，手術操作や術後管理のしやすさ，あるいは術中の体位なども加味して使用する皮弁を決定する．例えば，外陰部の外尿道口および腟口周辺は薄い皮弁で再建した方が排尿や性行為に支障が少なく，人工肛門を造設する必要がある場合は殿部または大腿部からの皮弁を選択すると，人工肛門の造設位置に関係なく皮弁がデザインでき，術後に創部の管理もしやすいなどの利点がある．

　骨盤内臓全摘術が行われた場合には，死腔充填と外陰形成が同時に必要とされることがある．膀胱と腟および直腸が全て欠損する全骨盤内臓全摘術では，骨盤底部に生じた死腔を皮弁で充填した方がそのまま閉鎖するよりも術後の合併症が少なく，十分量の組織が必要なため腹直筋皮弁を使用している報告が多い[7)]．一方，膀胱と直腸のいずれかの臓器を温存する前方および後方骨盤内臓全摘術に対しては，殿部からの局所皮弁でも対処可能であることも多く，我々は術後の機能性と整容性に優れる殿溝皮弁を好んで用いている．

殿部再建のアルゴリズム

　以前は，殿部では大殿筋皮弁などの筋皮弁による再建が主流であったが，特に高齢者では大殿筋や中殿筋などの殿部筋肉を損傷すると歩行時の不安定性を招く．そこで，最近では殿部に豊富に存在する皮膚穿通枝を含めた穿通枝皮弁を用いることが多くなっている．殿部の皮膚穿通枝は，頭側では腰動脈，内側では外側仙骨動脈，中央では上殿および下殿動脈，肛門部付近からは内陰部動脈，外側大腿部付近では大腿深動脈からそれぞれ発生し，一部の血管は深部から筋肉を貫いて走行する（図1）．殿部の組織欠損の大きさに合わせ，欠損と同側に皮弁を作成することが基本であり，上記の穿通枝を含めた transposition 型や bilobed 型，V-Y 前進型の皮弁をデザインすることが可能で

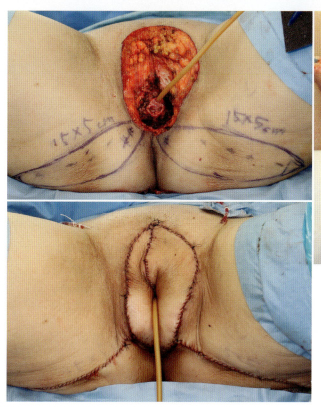
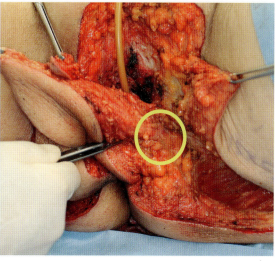

図 2.
殿溝皮弁の手術手技
 a：殿溝部に一致して propeller 型の皮弁をデザインする．
 b：Pivot point 付近で，穿通枝が含まれる径 2，3 cm の脂肪組織(黄色丸)を温存する．
 c：外陰部の形態を考慮しながら皮弁のボリュームを調整して縫合する．

ある．殿部は皮膚の余裕があるため比較的大きな皮弁が採取可能だが，手術中の腹臥位の状態と術後の股関節を屈曲させた状態では，縫合部にかかる緊張が著しく異なる点に注意が必要である．術前に患者の股関節を様々な方向に動かし，殿部の欠損に生じる変形と創部にかかる緊張を十分確認した上で，余裕を持った皮弁をデザインすることが重要である．

各種局所皮弁の手術手技を step up させるポイント

外陰部および殿部の再建に有用な局所皮弁は多数あるため，ここでは比較的頻用される代表的な皮弁の概要と，これらの手術手技を step up させるポイントを述べる．

1．殿溝皮弁の概要

内陰部動脈の穿通枝を栄養血管とする殿溝皮弁[8]は，安定した皮弁血行を持つことから様々な外陰部の皮膚欠損に対応できる皮弁である．さらに，本皮弁は筋肉を含まないため機能的な犠牲が少なく，皮弁先端のボリューム調整が容易であることや採取部の瘢痕が目立たないこと，左右対称な再建ができることなどから，優れた整容性も有する．また，皮弁の末梢部分を脱上皮し，骨盤内臓器を摘出した後の死腔充填にも使用可能である．

骨盤内の内腸骨動脈から分岐した内陰部動脈は，腟と尾骨，坐骨結節を結ぶ三角形(坐骨直腸窩)から外陰部に出て，外陰・会陰部に皮膚穿通枝を分枝する．坐骨直腸窩の後方は多量の脂肪組織で満たされており，この脂肪組織中を複数本の穿通枝が皮膚に向かって貫通している．内陰部動脈の穿通枝を含めることで，propeller 型，transposition 型，V-Y 型と様々な皮弁のデザインが可能である[9]が，殿溝部に propeller 型の皮弁を作成したものが殿溝皮弁である(図 2-a)．普通の体格であれば，幅は 7 cm，長さは 15～18 cm の皮弁が採取可能である．

＜殿溝皮弁を step up させるポイント＞

外陰部頭側から恥骨結合付近のいわゆる upper regions まで皮弁を届かせるためには，坐骨結節付近の強固な筋膜を切開し，皮弁の pivot point となる坐骨直腸窩の脂肪組織を内側深部まで剝離

する必要がある．その際，通常径2～3 cmの範囲の脂肪を温存すると，皮弁に十分な血行が保たれる（図2-b）．Pivot point付近の皮下脂肪の減量は難しいが，皮弁の先端部分は減量しても血行に影響しないため，特に外尿道口および腟口周辺ではできるだけ皮弁を薄くして術後の機能性を向上させる（図2-c）．

Pivot point付近は3点縫合になることに加え，脂肪のボリュームがあるため緊張が強くなりやすく，さらに肛門部が近いために術後創部が汚染されて創離開を生じやすい．そこで，pivot point付近から内側部分は皮弁の最大幅を2 cm程度までに小さくし，肛門のヒダから少し離れた位置に切開線をデザインする．肥満症例などで皮膚の緊張が強い場合は，propeller型に回転させた後の皮弁の一部を外側に差し戻し，縫合部の緊張を緩和させるとよい．

2．薄筋皮弁の概要

薄筋皮弁は以前より外陰部の標準的な再建材料の1つであり，薄い皮膚と筋肉を有することから骨盤内への充填も可能である[10]．外陰部再建には，内側大腿回旋動脈からの分枝が長内転筋と大内転筋の筋間を通って恥骨から約8～10 cm尾側で薄筋内に流入するため，これを栄養血管として使用する．

＜薄筋皮弁をstep upさせるポイント＞

股関節を開排すると薄筋が弛緩して後方に垂れ下がるため，あらかじめ股関節および膝関節を伸展し，薄筋を緊張させた状態で皮島をデザインする．その際に，恥骨結合と脛骨内側上端の鵞足部を結ぶ線を薄筋の走行の目安にするが，大腿内側部で薄筋よりも表層に触れる長内転筋と混同しないように注意する．

筋皮弁として用いる場合は，筋肉直上で血行のよい大腿近位2/3部分の皮膚を使用する．遠位1/3部分は薄筋の上を縫工筋が走行し，血行が不安定であるため使用を避ける．皮島の前縁から切開して薄筋を確実に同定するとともに，皮弁の血行を損なわないよう筋体と皮島の間にある結合組織をできるだけ温存する．皮弁を移動する際には，筋体の近位を切離すると自由度が高くなるが，血管茎に過度の緊張がかからないように注意する．

3．大殿筋穿通枝皮弁の概要

殿部には多数の皮膚穿通枝血管が存在するため，それらの血管を使用した多彩な皮弁のデザインが可能である[11]．我々は，欠損の位置と大きさに応じて各種皮弁を使い分けている．仙骨部中央付近で仙骨外側縁を越えない程度の大きさの欠損には，外側仙骨動脈からの穿通枝を含めたtransposition型，あるいはbilobed型の皮弁を使用し，仙骨外側縁を越えるような大きさの欠損には，上殿・下殿動脈からの穿通枝を含めたV-Y型の前進皮弁を使用している．坐骨部の小範囲の欠損に対しては，内陰部動脈の穿通枝皮弁が欠損部と皮弁採取部の距離が近く，無駄が少ないことから特に褥瘡など多数回の手術を要する症例には有用と思われる．一方，坐骨部の比較的大きな欠損に対しては，下殿動脈の下行枝を栄養血管とする後大腿皮弁がよい適応である．

＜大殿筋穿通枝皮弁をstep upさせるポイント＞

あらかじめ術前にドップラー血流計やエコー検査を用いて，複数本の皮膚穿通枝を同定しておく．仙骨部付近の欠損に対する外側仙骨動脈の穿通枝または腰動脈の穿通枝を含めたtransposition型皮弁では，通常皮弁の長軸を大転子に向かってデザインするが，皮弁採取部を一期的に縫縮できるのは皮弁の幅が7～8 cmまでであり，緊張が強い場合は躊躇せず腰部外側に第2皮弁の長軸を設定したbilobed型皮弁に変更する（図3）．仙骨外側縁を越える欠損では，上殿動脈と下殿動脈が深部より出てくる部位を中心に穿通枝が多く存在するため，V-Y型前進皮弁をデザインする際には，大殿筋中央付近で少なくとも2本以上の穿通枝を含ませると皮弁の血行が安定する（図4）．

皮弁の移動距離が不足する場合は，皮膚穿通枝を深部に剝離していくと移動距離を延長できる．剝離の際には，血管周囲に最小限の筋肉を付着さ

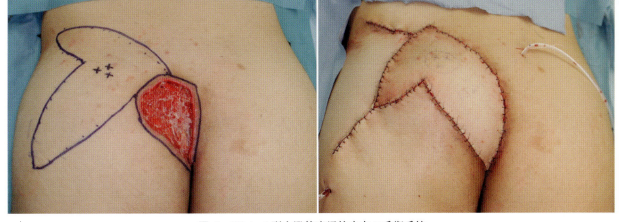

図 3. Bilobed 型大殿筋穿通枝皮弁の手術手技
a：仙骨部の欠損に対し，上殿動脈の穿通枝を含めた bilobed 型の皮弁をデザインする．
b：再建部，皮弁採取部ともに緊張の少ない縫合ができている．

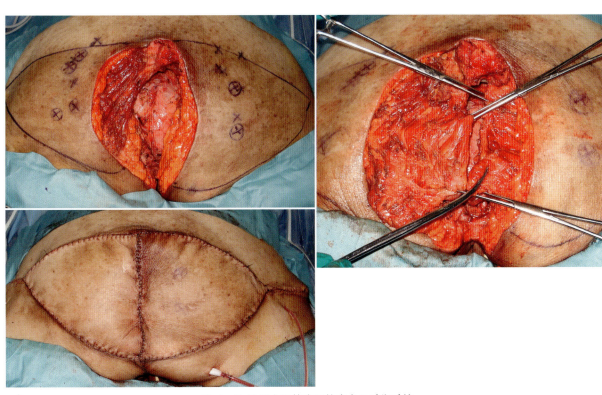

図 4. V-Y 型大殿筋穿通枝皮弁の手術手技
a：あらかじめ殿部中央部付近の上殿・下殿動脈からの穿通枝を複数本マーキングしておき，余裕を持った皮弁をデザインする．
b：この症例では仙骨と直腸が切除されており，大殿筋の一部を切離して腹腔内と遮断した．
c：皮弁の血流は良好で，縫合部にかかる緊張も少ない．

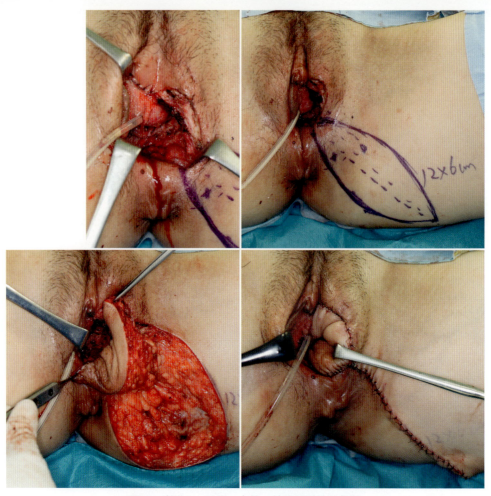

図 5. 症例 1：39 歳，女性．外陰部悪性黒色腫
a：腟の前壁から後壁にかけて約半周の組織欠損を認めた．
b：左殿溝部に 12×6 cm の殿溝皮弁をデザインした．
c：皮弁を 90°回転させ，腟に向かって前進させた．
d：皮弁のボリュームを調整して縫合した．

せると血管損傷のリスクを抑えられ，なおかつ筋肉の機能も保たれる．しかし，皮膚穿通枝の中には伴行静脈が発達していないものもあり，過度の剝離は皮弁のうっ血をきたすことがあるため，血管周囲の軟部組織をできるだけ温存することが望ましい．特に V-Y 型前進皮弁では，皮弁下を剝離することで皮弁の滑走性が増すだけでなく，殿部の形状が半球形に近い凸状で皮弁の前進効果を得やすいことから，穿通枝周囲の剝離を必要とすることは少ない．

症　例

症例 1：39 歳，女性．外陰部悪性黒色腫（図 5）
半年前より腟口付近に黒色斑を認め，婦人科で生検された結果，悪性黒色腫の診断で拡大切除が行われた．腟前壁から後壁にかけて約半周の欠損を認め，左殿溝部に 12×6 cm の殿溝皮弁を作成した．皮弁を 90°回転させた上，腟に向かって前進させて欠損部を被覆した．皮弁の生着は良好で，術後機能障害を認めていない．

症例 2：84 歳，男性．肛門殿部痔瘻癌（図 6）
以前より肛門部右側に皮下腫瘤を認めていたが

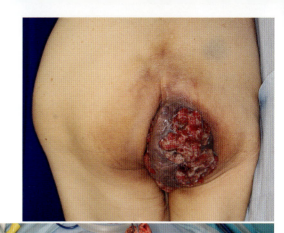
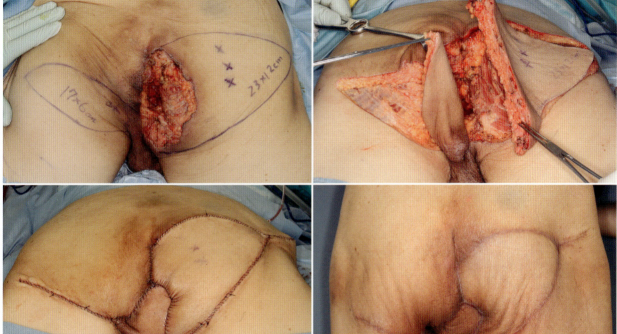

図 6. 症例 2：84 歳，男性．肛門部痔瘻癌
a：肛門部右側から殿部にかけて痔瘻癌を認めた．
b：腫瘍切除後に左殿溝部に 17×6 cm の殿溝皮弁と右殿部に 23×12 cm の V-Y 型大殿筋穿通枝皮弁をデザインした．
c：殿溝皮弁は先端を脱上皮し，直腸が切除された死腔に充填した．
d：術直後
e：術後 3 か月の状態

徐々に増大し，生検で痔瘻癌と診断された．消化器外科で腫瘍と直腸を一塊に切除した後，直腸切除部の死腔に対しては，左殿溝部から末梢を脱上皮した 17×6 cm の殿溝皮弁を用いて充填し，殿部の皮膚欠損に対しては 3 本の穿通枝を含めた 23×12 cm の大殿筋穿通枝皮弁で再建した．殿溝皮弁の内側部分を pivot point の外側に差し入れることで，3 点縫合部分の緊張を緩和した．術後 3 か月が経過し，外陰から殿部にかけての形態は良好で，術前と同様に歩行できている．

参考文献

1) 橋本一郎ほか：悪性腫瘍切除後の外陰会陰部再建における皮弁術と植皮術．Skin Cancer．**24**：423-426，2009．

2) McCraw, J. B., et al.：Vaginal reconstruction with gracilis myocutaneous flaps. Plast Reconstr Surg. **58**：176-183, 1976.
   Summary 初めて薄筋皮弁を外陰再建に用いた論文．

3) Luo, S., et al.：Anterolateral thigh fasciocutaneous flap in the difficult perineogenital reconstruction. Plast Reconstr Surg. **105**：171-173, 2000.
   Summary 前外側大腿皮弁を会陰部の再建に用いた報告．

4) Lee, M. J., et al.：The oblique rectus abdominis musculocutaneous flap：revisited clinical applications. Plast Reconstr Surg. **114**：367-373, 2004.

5) Yii, N. W., et al.：Lotus petal flaps in vulvovaginal reconstruction. Br J Plast Surg. **49**：547-554, 1996.
   Summary 殿溝部を皮弁採取部として用いた論文．

6) 安倍吉郎，橋本一郎：【ベーシック&アドバンス皮弁テクニック】会陰部の皮弁．PEPARS．**135**：87-94，2018．

7) Devulapalli, C., et al.：Primary versus flap closure of perineal defects following oncologic resection：A systemic review and meta-analysis. Plast Reconstr Surg. **137**：1602-1613, 2016.
   Summary 広範会陰部切除術および骨盤内臓全摘術において，一期的閉鎖と皮弁再建でどちらが合併症が少ないかという問題に対し，初めてシステマティックレビューおよびメタアナリシスが行われた論文．

8) Hashimoto, I., et al.：The gluteal-fold flap for vulvar and buttock reconstruction：anatomic study and adjustment of flap volume. Plast Reconstr Surg. **108**：1998-2005, 2001.
   Summary Gluteal fold flap の栄養血管である内陰部動脈と皮膚穿通枝の所在を解剖で明確にした論文．

9) Hashimoto, I., et al.：The internal pudendal artery perforator flap：free-style pedicle perforator flaps for vulva, vagina, and buttock reconstruction. Plast Reconstr Surg. **133**：924-933, 2014.
   Summary 内陰部動脈を穿通枝とした皮弁のバリエーションとその適応を報告した論文．

10) McCraw, J. B., et al.：Vaginal reconstruction with gracilis myocutaneous flaps. Plast Reconstr Surg. **58**：176-183, 1976.
    Summary 初めて薄筋皮弁を外陰再建に用いた論文．

11) Koshima, I., et al.：The gluteal perforator-based flap for repair of sacral pressure sores. Plast Reconstr Surg. **91**：678-683, 1993.
    Summary 上・下殿動脈の筋皮穿通枝を栄養血管とした穿通枝皮弁の報告．

12) 小林誠一郎ほか：大殿筋穿通動脈皮弁の経験—仙骨部皮膚欠損への移植—．形成外科．**37**：239-244，1994．

第13回瘢痕・ケロイド治療研究会

- 会 期：2018年12月1日(土)
- 会 長：土佐泰祥(昭和大学医学部形成外科学講座,准教授)
- 会 場：砂防会館 別館会議室 シェーンバッハ・サボー
  〒102-0093 東京都千代田区平河町2-7-4
  http://www.sabo.or.jp/index.htm
- 内 容：
  シンポジウム1
  瘢痕・ケロイド治療の最前「傷あとはどこまで治せるのか？」―現状と今後の展望―(一部指定・公募)
  シンポジウム2
  将来を見据えた瘢痕・ケロイド治療に関する臨床研究のアイデアと展望(一部指定・公募)
- 事務局：昭和大学藤が丘病院形成外科

第30回日本眼瞼義眼床手術学会

- 日 時：2019年2月16日(土)
- 会 長：今川幸宏(大阪回生病院眼科)
- 会 場：メルパルク大阪
  〒532-0003 大阪市淀川区宮原4丁目2-1
  TEL：06-6350-2111 FAX：06-6350-2117
- テーマ：「機能美と形態美の融合」
- HP：http://convention.jtbcom.co.jp/gigan30/index.html
- 事務局：
  大阪回生病院眼科
  〒532-0003 大阪市淀川区宮原1丁目6-10
- 運営事務局：
  株式会社JTBコミュニケーションデザイン
  ミーティング＆コンベンション事業部
  〒530-0001 大阪市北区梅田3-3-10
  梅田ダイビル4F
  TEL：06-6348-1391 FAX：06-6456-4105
  E-mail：gigan30@jtbcom.co.jp

第37回日本臨床皮膚外科学会 総会・学術大会

- 会 期：2019年2月16日(土)～2月17日(日)
- 会 長：米田 敬
  (藤田保健衛生大学坂文種報德會病院 形成外科)
- 会 場：名古屋国際会議場
  〒456-0036 名古屋市熱田区熱田西町1番1号
  TEL：052-683-7711／FAX：052-683-7777
  http://www.nagoya-congress-center.jp/
- テーマ：改めて基本手技を大切に
  「手術器具や皮膚を始めとした組織ともっとお友達になるための独自の方法を共有しましょう」
- 参加費：医師：15,000円, 医師以外・同伴者：5,000円
- 演題登録期間：2018年9月3日(月)～10月1日(月)(予定)
- E-mail：jsds37@c.shunkosha.com
- URL：http://www.jsds37.jp
- 主催事務局：
  藤田保健衛生大学坂文種報德會病院 形成外科
  〒454-8509 名古屋市中川区尾頭橋三丁目6番10号
  TEL：052-321-8171／FAX：052-322-4734
- 運営事務局：
  株式会社春恒社 学術企画部
  〒169-0072 東京都新宿区大久保2-4-12
  新宿ラムダックスビル
  TEL：03-3204-0401／FAX：03-5291-2176

第45回日本医学脱毛学会

下記の要項で第45回日本医学脱毛学会を開催いたします．
多数の皆様方の演題発表とご参加をお願いいたします．
- 日 時：2019年2月24日(日) 9時～15時(予定)
- 場 所：沖縄県医師会館
  〒901-1105 沖縄県南風原町字新川218-9
  TEL：098-888-0087 FAX：098-888-0089

<演題募集要項>
1．申し込み方法
   演題名,所属,発表者,400字程度の抄録および連絡先をEmailまたはFAXにて下記へお申し込みください．
2．発表形式
   講演(講演時間5分予定)
   スライドは単写でPC持ち込みによる発表とします．
3．演題募集期間
   2018年11月1日～12月31日
4．申し込み,問い合わせ
   学会事務局 林原伸治(林原医院)
   〒683-0052 鳥取県米子市博労町4-360
   TEL：0859-33-2210 FAX：0859-33-3049
   Email：sh.prsc@gmail.com

学会HP
https://www.facebook.com/第45回日本医学脱毛学会-244962362763838/?modal=admin_todo_tour

FAXによる注文・住所変更届け

改定：2015年1月

毎度ご購読いただきましてありがとうございます．
読者の皆様方に小社の本をより確実にお届けさせていただくために，FAXでのご注文・住所変更届けを受けつけております．この機会に是非ご利用ください．

◆ご利用方法
FAX専用注文書・住所変更届けは，そのまま切り離してFAX用紙としてご利用ください．また，注文の場合手続き終了後，ご購入商品と郵便振替用紙を同封してお送りいたします．**代金が5,000円をこえる場合，代金引換便とさせて頂きます．**その他，申し込み・変更届けの方法は電話，郵便はがきも同様です．

◆代金引換について
本の代金が5,000円をこえる場合，代金引換とさせて頂きます．配達員が商品をお届けした際に，現金またはクレジットカード・デビットカードにて代金を配達員にお支払い下さい(本の代金＋消費税＋送料)．(※年間定期購読と同時に5,000円をこえるご注文を頂いた場合は代金引換とはなりません．郵便振替用紙を同封して発送いたします．代金後払いという形になります．送料は定期購読を含むご注文の場合は頂きません)

◆年間定期購読のお申し込みについて
年間定期購読は，1年分を前金で頂いておりますため，代金引換とはなりません．郵便振替用紙を本と同封または別送いたします．送料無料，また何月号からでもお申込み頂けます．
毎年末，次年度定期購読のご案内をお送りいたしますので，定期購読更新のお手間が非常に少なく済みます．

◆住所変更届けについて
年間購読をお申し込みされております方は，その期間中お届け先が変更します際，必ずご連絡下さいますようよろしくお願い致します．

◆取消，変更について
取消，変更につきましては，お早めにFAX，お電話でお知らせ下さい．
返品は，原則として受けつけておりませんが，返品の場合の郵送料はお客様負担とさせていただきます．その際は必ず小社へご連絡ください．

◆ご送本について
ご送本につきましては，ご注文がありましてから約1週間前後とみていただきたいと思います．お急ぎの方は，ご注文の際にその旨をご記入ください．至急送らせていただきます．2〜3日でお手元に届くように手配いたします．

◆個人情報の利用目的
お客様から収集させていただいた個人情報，ご注文情報は本サービスを提供する目的(本の発送，ご注文内容の確認，問い合わせに対しての回答等)以外には利用することはございません．

その他，ご不明な点は小社までご連絡ください．

株式会社 全日本病院出版会　〒113-0033 東京都文京区本郷3-16-4-7F
電話03(5689)5989　FAX03(5689)8030　郵便振替口座00160-9-58753

FAX 専用注文書

形成・皮膚 1810

年　　月　　日

○印　PEPARS

		定価(消費税8%)	冊数
	2019年1月～12月定期購読(No. 145～156；年間12冊)(送料弊社負担)	41,256 円	
	PEPARS No. 135　ベーシック＆アドバンス 皮弁テクニック（増大号）	5,616 円	
	PEPARS No. 123　実践！よくわかる縫合の基本講座（増大号）	5,616 円	
	バックナンバー（号数と冊数をご記入ください） No.		

○印　Monthly Book Derma.

		定価(消費税8%)	冊数
	2019年1月～12月定期購読(No. 278～290；年間13冊)(送料弊社負担)	40,932 円	
	MB Derma. No. 275　外来でてこずる皮膚疾患の治療の極意（増大号）（新刊）	5,184 円	
	MB Derma. No. 268　これが皮膚科診療スペシャリストの目線！診断・検査マニュアル（増刊号）	6,048 円	
	MB Derma. No. 262　再考！美容皮膚診療（増大号）	5,184 円	
	バックナンバー（号数と冊数をご記入ください） No.		

○印　瘢痕・ケロイド治療ジャーナル

	バックナンバー（号数と冊数をご記入ください） No.

○印　書籍

		定価(消費税8%)	冊数
	眼科雑誌 Monthly Book OCULISTA 創刊5周年記念書籍 すぐに役立つ眼科日常診療のポイント―私はこうしている―（新刊）	10,260 円	
	ケロイド・肥厚性瘢痕 診断・治療指針 2018（新刊）	4,104 円	
	イラストからすぐに選ぶ 漢方エキス製剤処方ガイド	5,940 円	
	実践アトラス 美容外科注入治療　改訂第2版	9,720 円	
	化粧医学―リハビリメイクの心理と実践―	4,860 円	
	ここからスタート！眼形成手術の基本手技	8,100 円	
	Non-Surgical 美容医療超実践講座	15,120 円	
	ここからスタート！睡眠医療を知る―睡眠認定医の考え方―	4,860 円	
	カラーアトラス 爪の診療実践ガイド	7,776 円	
	皮膚科雑誌 Monthly Book Derma. 創刊20年記念書籍 そこが知りたい 達人が伝授する日常皮膚診療の極意と裏ワザ	12,960 円	
	創傷治癒コンセンサスドキュメント―手術手技から周術期管理まで―	4,320 円	

	書名	定価	冊数		書名	定価	冊数
	複合性局所疼痛症候群(CRPS)をもっと知ろう	4,860 円			カラーアトラス 乳房外Paget病―その素顔―	9,720 円	
	スキルアップ！ニキビ治療実践マニュアル	5,616 円			超アトラス眼瞼手術	10,584 円	
	見落とさない！見間違えない！この皮膚病変	6,480 円			イチからはじめる 美容医療機器の理論と実践	6,480 円	
	図説 実践手の外科治療	8,640 円			アトラスきずのきれいな治し方 改訂第二版	5,400 円	
	使える皮弁術　上巻	12,960 円			使える皮弁術　下巻	12,960 円	
	匠に学ぶ皮膚科外用療法	7,020 円			腋臭症・多汗症治療実践マニュアル	5,832 円	
	多血小板血漿(PRP)療法入門	4,860 円			目で見る口唇裂手術	4,860 円	

お名前：フリガナ　　　　　　　　　　　㊞　　　　診療科：

ご送付先：〒　　－　　　　□自宅　□お勤め先

電話番号：　　　　　　　　□自宅　□お勤め先

バックナンバー・書籍合計 5,000円以上のご注文は代金引換発送になります

―お問い合わせ先―
㈱全日本病院出版会営業部
電話 03(5689)5989
FAX 03(5689)8030

FAX 03-5689-8030
全日本病院出版会行

年　月　日

住所変更届け

お名前	フリガナ		
お客様番号			毎回お送りしています封筒のお名前の右上に印字されております8ケタの番号をご記入下さい。
新お届け先	〒　　　　都道府県		
新電話番号	（　　　）		
変更日付	年　月　日より	月号より	
旧お届け先	〒		

※ 年間購読を注文されております雑誌・書籍名に✓を付けて下さい。

- ☐ Monthly Book Orthopaedics （月刊誌）
- ☐ Monthly Book Derma. （月刊誌）
- ☐ 整形外科最小侵襲手術ジャーナル （季刊誌）
- ☐ Monthly Book Medical Rehabilitation （月刊誌）
- ☐ Monthly Book ENTONI （月刊誌）
- ☐ PEPARS （月刊誌）
- ☐ Monthly Book OCULISTA （月刊誌）

FAX 03-5689-8030
全日本病院出版会行

PEPARS バックナンバー一覧

2015年
- No. 98　臨床に役立つ 毛髪治療 update
  編集／武田 啓
- No. 99　美容外科・抗加齢医療
  ―基本から最先端まで― 増大号
  編集／百束比古
- No. 100　皮膚外科のための皮膚軟部腫瘍診断の基礎 臨時増大号
  編集／林 礼人
- No. 101　大腿部から採取できる皮弁による再建
  編集／大西 清
- No. 103　手足の先天異常はこう治療する
  編集／福本恵三
- No. 104　これを読めばすべてがわかる！骨移植
  編集／上田晃一
- No. 105　鼻の美容外科
  編集／菅原康志
- No. 106　thin flap による整容的再建
  編集／村上隆一
- No. 107　切断指再接着術マニュアル
  編集／長谷川健二郎
- No. 108　外科系における PC 活用術
  編集／秋元正宇

2016年
- No. 109　他科に学ぶ形成外科に必要な知識
  ―頭部・顔面編―
  編集／吉本信也
- No. 110　シミ・肝斑治療マニュアル
  編集／山下理絵
- No. 111　形成外科領域におけるレーザー・光・高周波治療 増大
  編集／河野太郎
- No. 112　顔面骨骨折の治療戦略
  編集／久徳茂雄
- No. 113　イチから学ぶ！頭頸部再建の基本
  編集／橋川和信
- No. 114　手・上肢の組織損傷・欠損 治療マニュアル
  編集／松村 一
- No. 115　ティッシュ・エキスパンダー法 私の工夫
  編集／梶川明義
- No. 116　ボツリヌストキシンによる美容治療 実践講座
  編集／新橋 武
- No. 117　ケロイド・肥厚性瘢痕の治療
  ―我が施設(私)のこだわり―
  編集／林 利彦
- No. 118　再建外科で初心者がマスターすべき 10 皮弁
  編集／関堂 充
- No. 119　慢性皮膚潰瘍の治療
  編集／館 正弘
- No. 120　イチから見直す植皮術
  編集／安田 浩

2017年
- No. 121　他科に学ぶ形成外科に必要な知識
  ―四肢・軟部組織編―
  編集／佐野和史
- No. 122　診断に差がつく皮膚腫瘍アトラス
  編集／清澤智晴
- No. 123　実践！よくわかる縫合の基本講座 増大号
  編集／菅又 章
- No. 124　フェイスリフト 手術手技アトラス
  編集／倉片 優
- No. 125　ブレスト・サージャリー 実践マニュアル
  編集／岩平佳子
- No. 126　Advanced Wound Care の最前線
  編集／市岡 滋
- No. 127　How to 局所麻酔＆伝達麻酔
  編集／岡崎 睦
- No. 128　Step up！マイクロサージャリー
  ―血管・リンパ管吻合，神経縫合応用編―
  編集／稲川喜一
- No. 129　感染症をもっと知ろう！
  ―外科系医師のために―
  編集／小川 令
- No. 130　実践リンパ浮腫の治療戦略
  編集／古川洋志
- No. 131　成長に寄り添う私の唇裂手術
  編集／大久保文雄
- No. 132　形成外科医のための皮膚病理講座にようこそ
  編集／深水秀一

2018年
- No. 133　頭蓋顎顔面外科の感染症対策
  編集／宮脇剛司
- No. 134　四肢外傷対応マニュアル
  編集／竹内正樹
- No. 135　ベーシック＆アドバンス皮弁テクニック 増大号
  編集／田中克己
- No. 136　機能に配慮した頭頸部再建
  編集／櫻庭 実
- No. 137　外陰部の形成外科
  編集／橋本一郎
- No. 138　"安心・安全"な脂肪吸引・注入マニュアル
  編集／吉村浩太郎
- No. 139　義眼床再建マニュアル
  編集／元村尚嗣
- No. 140　下肢潰瘍・下肢静脈瘤へのアプローチ
  編集／大浦紀彦
- No. 141　戦略としての四肢切断術
  編集／上田和毅

各号定価3,240円．ただし，増大号のため，No. 99, 100, 111 は，定価5,000円＋税．No. 123, 135 は 5,200円＋税．
在庫僅少品もございます．品切の場合はご容赦ください．
（2018 年 9 月現在）
本頁に掲載されていないバックナンバーにつきましては，弊社ホームページ(http://www.zenniti.com)をご覧ください．

2019 年　年間購読　受付中！
年間購読料　41,256 円 (消費税 8％込) (送料弊社負担)
（通常号 11 冊＋増大号 1 冊：合計 12 冊）

全日本病院出版会　　検 索　click

次号予告

顔面神経麻痺治療のコツ

No.143（2018年11月号）
編集／新潟大学教授　松田　健

側頭筋を利用した動的再建術
　—Lengthening Temporalis Myoplasty：
　　施行手技の詳細と留意点—………林　　礼人
遊離広背筋移植による動的再建：
　　二重神経支配型移植法…………成田　圭吾ほか
ネットワーク型顔面神経再建……前田　　拓ほか
舌下神経と顔面交叉神経移植を
　組み合わせた顔面神経再建……大河内真之ほか
笑いの「質」を考慮した顔面神経麻痺
　「再建術の」評価法………………林　　明照
顔面神経麻痺後遺症の治療………田中　一郎ほか
神経・血管柄付き遊離広背筋移植術を
　用いた動的再建術の update ……岡崎　　睦ほか
複合神経移行術による顔面神経麻痺
　の再建…………………………吉岡　伸高
顔面神経麻痺動的再建術に不可欠な
　3タイプの神経再生様式の選択と
　使い方—麻痺表情筋と遊離移植筋への
　神経再生の促進を目指して—………渡辺　頼勝
眼瞼周囲の病的共同運動・拘縮に
　対する外科的治療………………松田　　健

編集顧問：栗原邦弘　中島龍夫 　　　　　百束比古　光嶋　勲	No.142　編集企画：
編集主幹：上田晃一　大阪医科大学教授 　　　　　大慈弥裕之　福岡大学教授	中岡啓喜　愛媛大学医学部附属病院准教授

PEPARS　No.142

2018年10月10日発行（毎月1回10日発行）
定価は表紙に表示してあります．
Printed in Japan

発行者　　末　定　広　光
発行所　　株式会社　全日本病院出版会
〒113-0033　東京都文京区本郷3丁目16番4号
　　　　電話（03）5689-5989　Fax（03）5689-8030
　　　　郵便振替口座 00160-9-58753

© ZEN・NIHONBYOIN・SHUPPANKAI, 2018

印刷・製本　三報社印刷株式会社　　　電話（03）3637-0005
広告取扱店　(資)日本医学広告社　　　電話（03）5226-2791

- 本誌に掲載する著作物の複製権・翻訳権・上映権・譲渡権・公衆送信権（送信可能化権を含む）は株式会社全日本病院出版会が保有します．
- JCOPY ＜(社)出版者著作権管理機構　委託出版物＞
本誌の無断複写は著作権法上での例外を除き禁じられています．複写される場合は，そのつど事前に，(社)出版者著作権管理機構（電話 03-3513-6969，FAX 03-3513-6979，e-mail: info@jcopy.or.jp）の許諾を得てください．
- 本誌をスキャン，デジタルデータ化することは複製に当たり，著作権法上の例外を除き違法です．代行業者等の第三者に依頼して同行為をすることも認められておりません．